JN188626

周産期・新生児
栄養代謝の基礎知識を使いこなそう！

河井 昌彦 著

京都大学医学部附属病院
総合周産期母子医療センター・病院教授

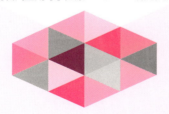

金芳堂

序　文

　周産期医療に従事する者の共通の願いは，生まれてくる児がより良い成長・発達を遂げることであろう．そのために，出生後早期からの「栄養」が重要な役割を担っている…ということに疑問を挟む方はいないと思う．しかし，この「栄養」は手ごわいもので，よく分かっていないのが実情である．

　近年注目されているアミノ酸に関しても，「このくらいなら大丈夫！」「いやいやもっと，沢山与えた方が良いに決まっている！」「いや，もしかしたら投与が過ぎるのも問題かも？」…など，さまざまな意見が飛び交っており，コンセンサスが得られているとは言い難い．

　栄養に関する RCT でその有効性を示さない限り，エビデンスに基づいた栄養方法の確立はあり得ないが，早産児の予後は栄養以外の要因による影響も大きいため，栄養法の差異が発達予後に影響するか否かを RCT で評価することは，不可能に近い．そこで，本書では，「栄養」およびその「代謝」について，「学問的に考えること」にこだわってみた．生化学・生理学など基礎医学の知識が一般臨床を変える原動力になる，と信じての試みだが，本書が胎児新生児の理解を深めることに，ひいては，子どもたちの予後の改善に少しでも貢献することを願っている．

　平成 31 年 4 月

京都大学医学部附属病院　総合周産期母子医療センター

センター長・病院教授　河井昌彦

目　次

第❶章　糖　質 … 1

1. 糖質に関する基礎知識 … 1
2. 胎児期の糖代謝 … 12
3. 出生後の糖代謝 … 22
4. 糖代謝異常症 … 38

第❷章　蛋白質 … 48

1. 蛋白質・アミノ酸に関する基礎知識 … 48
2. 胎児期のアミノ酸代謝 … 64
3. 早産児とアミノ酸 … 69

第❸章　脂　質 … 74

1. 脂質に関する基礎知識 … 74
2. 周産期における脂質 … 88
3. 脂質と疾患 … 93

第❹章　ビタミン … 99

1. ビタミンＡ（レチノイド） … 99
2. ビタミンＢ … 102
3. ビタミンＣ … 116
4. ビタミンＤ … 118
5. ビタミンＥ … 125
6. ビタミンＫ … 127

目　次

第❺章　ミネラル・微量元素　130

1. カルシウム・リン・マグネシウム …………………………………………130
2. 鉄（iron）………………………………………………………………141
3. 亜鉛（zinc）……………………………………………………………144

第❻章　新生児・早産児に対する栄養法のまとめ（実践編）　149

索　引　153

Column

Column 1	インスリン分泌機構	32
Column 2	K_{ATP} チャネル異常と局所性インスリン産生腫瘍	34
Column 3	血糖値はどこまで信じられる !?	36
Column 4	乳酸は疲労物質か !?	45
Column 5	アミノ基転移反応の代表例	52
Column 6	C/N 比（カロリー / 窒素比)	66
Column 7	リン脂質	89
Column 8	静脈栄養に伴う胆汁うっ滞（PNAC)	91
Column 9	βカロテン過剰摂取とカロテイノシス	100
Column 10	日本の歴史と脚気	103
Column 11	活性型ビタミン B_6 製剤と小児神経・代謝疾患	108
Column 12	厚生労働省の見解は？	112
Column 13	マルチビタミン製剤	115
Column 14	感冒とビタミン C	117
Column 15	リンの摂取と低 Ca 血症の関係	132
Column 16	早産児に対する P 投与	135
Column 17	C ナトリウム利尿ペプチド（CNP)	138
Column 18	マグネシウムと健康	140
Column 19	ナトリウム（Na）投与量	147

第1章 糖質

1 糖質に関する基礎知識

　糖質・脂質・蛋白質は3大栄養素と称され，この3つがヒトにとって最も重要な栄養素である．これら3つの代謝は相互に影響し合いながら進んでいる．また一方で，これらはそれぞれ他とは異なる特徴を有しており，当然どれか1つが欠けても正常な生理機能を営むことはできない．そこで，本書では，最初に3大栄養素の特徴について，主として胎児あるいは生後早期の新生児の目線で考えて行くこととする．

　3大栄養素の中で順位づけするとなると，エネルギー源として最も重要な

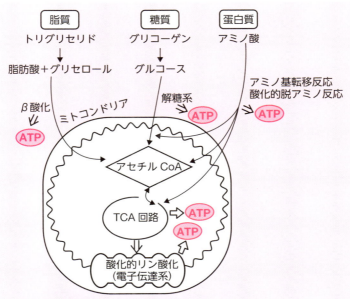

図 1-1　3大栄養素の異化
糖質は解糖系・脂質はβ酸化・アミノ酸はアミノ酸代謝を経て，TCA回路に入り，電子伝達系によって多量のATPを産生する．これが，3大栄養素の異化過程の本流である．

第1章 糖　質

のは糖質だろう．糖質の重要性の多くは成人・胎児に共通しているが，「成人にとっての糖質」と「胎児にとっての糖質」にはいくつかの相違点も存在する．まずは，「糖質」の基礎知識を整理しよう．

● 炭水化物とは？　糖質とは？

　糖質のことを炭水化物とも言う．これはなぜかと言うと，元々，糖質とは「ブドウ糖（＝グルコース）」のことだった．これは，多量に存在し，入手しやすいことから当然と言えば，当然のことである．そして，グルコースの化学式は $C_6H_{12}O_6$ なので，グルコースは炭素の水和物，すなわち $C_6(H_2O)_6$ と考えられていた．

　実際の構造が明らかになり，グルコースは決して炭素の水和物ではないことは明らかになった後も，一度決まった名前はなかなか変えることができない．その後，グルコース以外の多種の糖質が発見されたが，これらは皆，炭素骨格に多数のヒドロキシル基（–OH）を持っていることが特徴であり，このような構造物を炭水化物と称するようになったのだそうだ（菅原ら，2010）．

● グルコースとは？

　糖質の代表とされるグルコースだが，他の単糖（ガラクトース・フルク

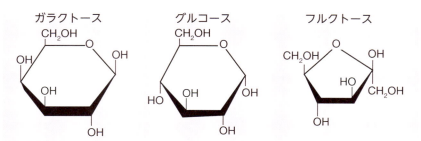

図 1-2　単糖類

単糖類にはグルコースの他に，ガラクトース・フルクトースがあり，すべて化学式は $C_6H_{12}O_6$ だがその構造は大いに異なっている．このような構造の違いが，生化学的な性格の違いとなる．

トース）とは異なる特徴がある．その中で，生体内で安全な形，すなわちグリコーゲンとして貯蔵可能だという点が，グルコースの最も重要な特徴だと，私は考えている．

　グルコースと比較するために，フルクトース（果糖）について考えてみよう．果糖という名前からも分かるように，これはグルコースより甘く，菓子類や果物に多く含まれている．ただし，フルクトースは生体内でグリコーゲンとして貯えておくことはできない．

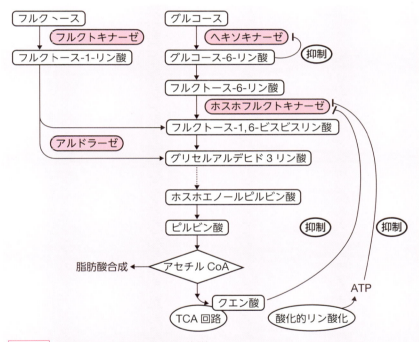

図 1-3　摂取したフルクトースの代謝

右段にグルコースの代謝（解糖系・糖新生系），左段に食事として摂取したフルクトースの代謝経路を示した．解糖系はヘキソキナーゼ・ホスホフルクトキナーゼがフィードバック機構を有しているため，グルコース摂取量が多くなると，解糖系が一気に進まないようにコントロールされている．一方，フルクトースの場合，これらのステップを経ずにフルクトース-1,6-ビスリン酸（F1,6DP），グリセルアルデヒド３リン酸に変換されるため，レギュレーションを受けることなくピルビン酸に変換されてしまう．ピルビン酸はせっせとアセチル CoA に変換されるが，エネルギー産生の必要がなくなると，一気に脂肪酸合成へと突き進むのである．

第1章　糖　質

　このため，小腸で吸収されたフルクトースは，門脈を介して肝臓に到達し，速やかにリン酸化される．この産物がフルクトース-1-リン酸で，フルクトース-1,6-ビスリン酸を経て，解糖系に入りピルビン酸を生成する．ピルビン酸はエネルギーを必要としている時には，TCA回路に入り，エネルギー産生に欠かせない中間代謝産物である．しかし，多量のフルクトースを摂取すると，ピルビン酸の処理が追い付かず，ピルビン酸がだぶついてしまう．だぶついたピルビン酸の多くは，アセチルCoAを経て脂肪酸の合成へと回される．残りのピルビン酸は乳酸へと変換され，乳酸アシドーシスをもたらすことにもなりかねない．

　もっとも，フルクトース-1,6-ビスリン酸は糖新生系に入り，グルコースに変換される経路もあるが，糖新生系が作動するのは原則空腹時に限られる．すなわち，フルクトースを多量に摂取した時には糖新生系は作動しないのだ．つまり，フルクトースは脂肪になるか，乳酸になるか二者択一しか選択肢はないのだ．貯蔵型のないフルクトースがいかに厄介なものかご理解いただけたであろうか？　すなわち，ケーキバイキングなんて，代謝の敵なのである．

　フルクトースの馬鹿食いがいかに困った問題であるかはさておき，グルコースには安全な蓄積型（＝グリコーゲン）が存在することが大きな利点だということはお分かりいただけただろうか？

▶ グリコーゲンとは？

　グリコーゲンはヒトを含む動物にとって，最も重要な貯蔵型のエネルギー源である．グリコーゲンは肝臓と筋肉に蓄えられるが，その意味合いは少し異なる．

　肝臓に蓄えられたグリコーゲンは，グルコースの基であり，必要時（＝空腹時）に，グリコーゲンから分解され産生されたグルコースが血中に出て，全身で利用される．一方，筋肉に蓄えられたグリコーゲンは，筋肉が運動する際に，グルコース-6-リン酸へと変換され解糖系に入り，その際放出されるエネルギーが筋肉で使用される．

　運動している筋肉は酸素供給が悪く，嫌気性代謝しか営めないため，解糖系で産生されたピルビン酸はアラニンに変換された後，血液中に放出されて

1 糖質に関する基礎知識

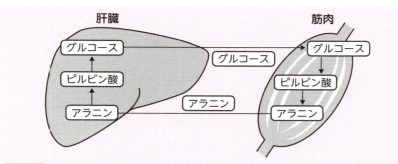

図 1-4　グルコース・アラニン回路

嫌気性代謝のみを行う骨格筋では，グルコースは解糖系によるグルコースからピルビン酸までの変換で，エネルギーを生み出し，その後，骨格筋から放出されたアラニンが肝臓で糖新生によってグルコースに戻される．マラソン選手のように，長時間走り続けることができるのは，この回路によって，骨格筋には常に嫌気性状態でも利用可能なグルコースが供与され続けるからなのだ．なお，実はこの説明は必ずしも正しくないことが最近分かってきたが，それは本章の最後「乳酸は疲労物質か？」をご覧いただきたい．

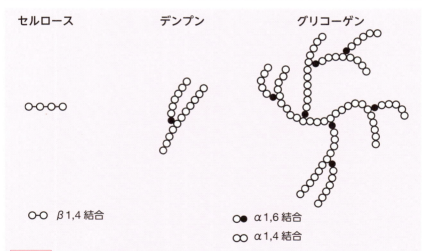

図 1-5　グリコーゲンの構造

グルコースを構成成分とする多糖類には，セルロース・デンプン・グリコーゲンがある．ヒトはセルロースのβ1,4結合を分解することはできないので，セルロースをエネルギー源として利用することはできない．デンプンとグリコーゲンはともに，α1,4結合とα1,6結合から成っており，結合の種類には差がない．この2つの大きな違いは，グリコーゲンの方が圧倒的に枝分かれ構造が大きい点にある．激しい活動を行う動物には，一気に多量のグルコースを必要とするため，分枝構造の多いグリコーゲンが必要なのである．

5

第1章　糖　質

肝臓に至り，そこで糖新生系で再びグルコースに変換される．これが，有名な「グルコースアラニン回路」である．

　グリコーゲンの構造上の特徴は枝分かれ構造が多い点にある．グリコーゲンには，α1,4結合によって成り立つ直鎖の所々にα1,6結合による分枝鎖が備えられている．枝分かれ構造が多数あることによって断端が多数できており，その結果，グルコースが必要な状況に置かれると，多数の断端から同時にグルコースを切り出すことができる．

　このように，低血糖に陥った際に，グリコーゲンから多量のグルコースを一気に多量に放出することができるのは，この枝分かれ構造の賜物なのである．

▶ 糖新生とは？

　糖新生はアミノ酸・乳酸・脂質（グリセロール）などからグルコースを産生する系である．肝臓と腎臓が糖新生を行う組織として重要だが，絶食時には小腸でも糖新生が起こる．解糖系はグルコースからピルビン酸への経路，糖新生系はピルビン酸からグルコースを産生する系であり，解糖系と糖新生系は逆方向の系だが，糖新生系は解糖系を全て逆方向にたどっていくわけではない．

　より重要なことは糖新生系がエネルギーを必要とする系だということである．ただでさえ，グルコースが不足してエネルギーが必要なときに作動するのが糖新生系であり，わざわざなけなしのエネルギーを消費してまでグルコースを作らなければならないという事実が，生体にとってグルコースがいかに重要であるかを示している．さて，糖質からのエネルギーが期待できない状況下で，糖新生系に持続的にエネルギーを供給しうるのは脂肪酸のβ酸化である．このため，糖新生系の酵素異常症のみならず，脂肪酸β酸化異常症においても空腹時の低血糖が問題となるのだ．

▶ グルコース代謝に関わるホルモン調節機構

　このような，グリコーゲン→グルコース，あるいはその逆のグルコース→

1 糖質に関する基礎知識

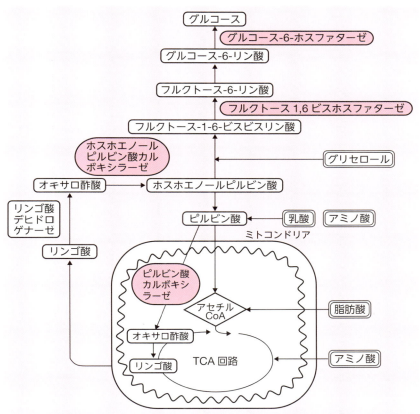

図 1-6　糖新生系

解糖系と糖新生系の酵素の多くは共通だが，一部糖新生系と解糖系の酵素が異なる．糖新生系の酵素異常症は，図に示した4つの酵素の欠損症であり，空腹時の低血糖が主症状となる．

図 1-7　解糖系と糖新生系の相違点

糖新生系は，アミノ酸・脂質（グリセロール）・乳酸などからグルコースを産生する系だが，この系はエネルギーを消費する系であり，燃料がなければ作動しない．そして，その燃料となるのは脂肪酸の酸化であり，脂質の利用が糖新生の鍵となる．

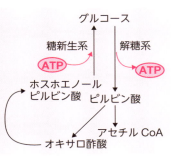

第 1 章　糖　質

グリコーゲン，といった化学反応を調節しているのが内分泌の調節機構である．その主役は，インスリンとインスリン拮抗ホルモンとも呼ばれるグルカゴン・コルチゾール・成長ホルモン・エピネフリンなどである．

インスリン

　インスリンは血糖高値を感知して膵 β 細胞から分泌される．分泌されたインスリンは GLUT4（後述）を介して，血中グルコースを脂肪細胞・骨格筋・心筋細胞内に取り込ませる．その結果，血中グルコース濃度は低下する．そして，血中グルコース濃度が約 80mg/dL 未満まで低下したら，インスリンの分泌は抑制される．このように，血糖値の維持において中心的な役割を担っているのがインスリンであり，それが破綻した状態が糖尿病や高インスリン性低血糖症ということになる．

　もちろん，インスリンの作用はグルコースを脂肪細胞・骨格筋・心筋細胞内に取り込ませるだけではない．筋細胞においては，取り込ませたグルコースからグリコーゲンを合成し，これを蓄積させる．一方，脂肪細胞に

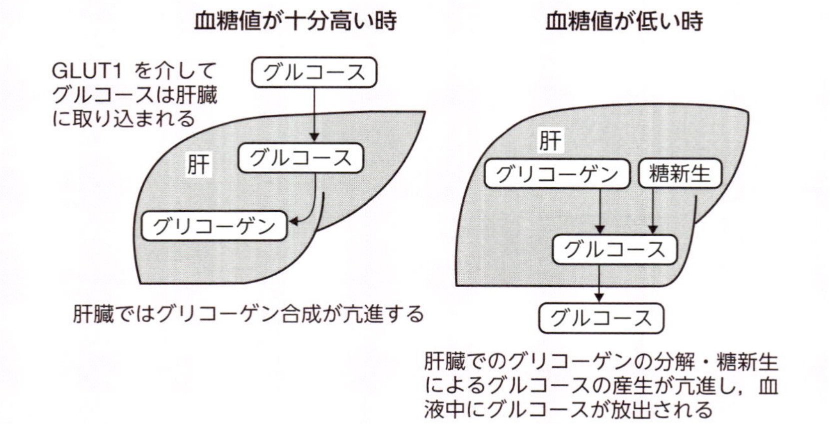

血糖値が十分高い時　　**血糖値が低い時**

GLUT1 を介して
グルコースは肝臓
に取り込まれる

グルコース

肝　　グルコース

グリコーゲン

肝臓ではグリコーゲン合成が亢進する

肝
グリコーゲン　糖新生

グルコース

グルコース

肝臓でのグリコーゲンの分解・糖新生
によるグルコースの産生が亢進し，血
液中にグルコースが放出される

図 1-8　肝臓におけるグルコース代謝

インスリンが存在している，すなわち血糖が十分高い時には，肝臓への GLUT2 を介するグルコースの取り込み，グリコーゲンの合成が促進される．一方，インスリン不在時すなわち血糖が十分低い時には，肝臓へのグルコースの取り込みは減少し，グリコーゲン分解・糖新生によるグルコース産生が進む．そのため，肝臓からのグルコースの放出が増大する．

おいては，取り込ませたグルコースからグリセロールの合成を高め，トリグリセリドの合成を促進し，これを蓄積させる．

　ここで重要な点は，血糖調節機構の重要な要の1つである肝臓はGLUT4を持たないという事実である．だが，GLUT4を持たない肝臓にはインスリンは作用しないのかというと決してそんなことはない．高血糖刺激に応じてインスリンは分泌されるが，分泌されたインスリンは肝臓において，グルコースからグリコーゲンへの合成を促進する．その結果，肝細胞内のグルコース濃度が低下し，グルコースの肝細胞への取り込みが促進されることとなる．

　すなわち，肝臓にはGLUT4は存在しないが，やはりインスリンによって肝臓へのグルコースの取り込みも促進されるのだ（河井，2013）．

グルカゴン

　グルカゴンは膵臓のα細胞から分泌されるホルモンで，低血糖によって促進される一方，高血糖では抑制される．グルカゴンは肝臓でのグリコーゲンの分解を促進し，グルコースを産生する．加えて，蛋白質由来のアミノ酸・脂質由来のグリセロールからグルコース産生，すなわち糖新生系を活性化する．グリコーゲンの分解・糖新生によって生じたグルコースは血液中に放出される．

　高血糖時には，インスリンの分泌が亢進するとともにグルカゴンの分泌が抑制され，血糖値は低下する．一方，低血糖時には，インスリンの分泌が抑制されるとともにグルカゴンの分泌が促進され，血糖値は上昇する．この重要な血糖値の維持機構は上記のような作用によって成し遂げられているのだ．

その他のインスリン拮抗ホルモン

　エピネフリン・コルチゾール・成長ホルモン（GH）の作用は，簡単に図で示す．それぞれ，作用点は異なるが，結果として血糖上昇作用を有する．これらのホルモンがいかに血糖値に影響を及ぼしているか，いくつか例を挙げる．

　GH完全欠損症の児では，新生児期に低血糖が問題となる．このため，

第1章 糖 質

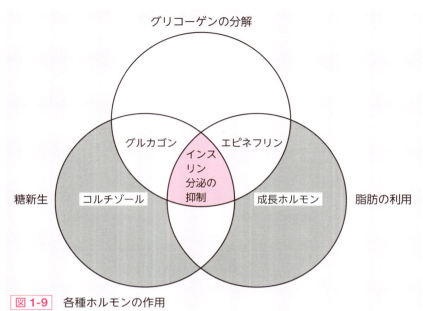

図 1-9 各種ホルモンの作用
グリコーゲンの分解・糖新生・脂肪の利用，これらすべてに共通するのがインスリン分泌の抑制である．

　重度の低血糖を呈する児の鑑別診断にはGHの検索が欠かせない．多くのGH完全欠損症は下垂体周辺の解剖学的異常を伴うことが多いため，GH完全欠損を疑う場合，MRIによる画像検査も必須となる．
　新生児期には，GH分泌が亢進しており，日内変動も認めないことから，随時採血による血清GH濃度が7ng/dL未満であれば，GHDの可能性が極めて高いと報告されている）（Binderら，2010）．
　コルチゾール産生障害の代表は先天性副腎過形成（congenital adrenal hyperplasia：CAH）だろう．CAHの90％を占めるのが21水酸化酵素（21hydroxylase）欠損症だが，その主症状の1つにも低血糖症が挙げられる．この場合，皮膚の色素沈着を伴うことが特徴なので，低血糖でかつ皮膚が黒い場合には，最初に頭に浮かべるべき病態である．
　カテコラミン分泌不全症というのはまずお目にかかることはないが，その逆は少なくない．敗血症の初期兆候の1つに高血糖が挙げられる．それま

で血糖値の落ち着いていた児が突然，高血糖を呈する場合，まず考えなけれ
ばならないのは感染症の罹患である．感染に罹患し，カテコラミンの分泌促
進が生じると血糖値が上昇するためだ．このように，インスリン拮抗ホルモ
ンの異常は血糖値の変動に直結しうるのである．

文献

1) 菅原二三男監訳．マクマリー生物有機化学　生化学編　第3版．炭水化物．丸善，
   p717，2010.
2) 河井昌彦．肝臓における糖質（グルコース）代謝．イラストで見る診る学ぶ新生児の栄
   養・代謝．メディカ出版，pp66-67，2013.
3) Stanley CA. Hypoglycemia in the neonate. Paediatr Endocrinol Rev 2006; 4:
   76-81.
4) Binder G, et al. Rational Approach to the Diagnosis of Severe Growth　Hormone
   Deficiency in the Newborn. J Clin Endocrinol Metab 2010; 95: 2219-2226.

第 1 章　糖　質

2　胎児期の糖代謝

● 妊婦が高血糖になるのには重要な訳がある

　さて，ここまで糖質について基礎的な話をしてきたが，ここからは周産期における糖質について考えていこう．最初に，妊婦の糖代謝について考えてみる．

　妊娠糖尿病がしばしば問題視されるように，妊婦は高血糖に陥るリスクが高い．その原因はインスリン抵抗性の増大だが，実は妊婦がインスリン抵抗性を示して高血糖になるのは胎児の成長にとって極めて有利なことなのだ．

　グルコースは胎盤を通過するが，胎児血中に移行するグルコース量は母体の血清グルコース濃度と相関している．すなわち，母体の血糖値が高いと胎児には多量のグルコースが移行し，母体の血糖値が低いと胎児には少量のグルコースしか届かない．このように考えると，妊娠中に母体の血糖値が上昇するのは，胎児を育てるための重要な機構だと言える．

　もっとも，何事も程度が問題で，母体の血糖値が高すぎると，胎児に過剰なグルコースが移行してしまい，胎児に悪影響を及ぼしてしまう．適切な範囲を逸脱した高血糖状態にさらされた児が糖尿病母体児なのだ．

　ところで，近年日本人の出生体重は年々減少し，在胎週数の割に小さく生まれる児（SGA児）が増えている（母子保健事業団，2008）．SGA児が増えている最大の原因と見なされているのが，母体のやせ願望である．日本人のうち妊娠可能年齢（20代から40代）にある女性の体重は1970年代以降，年々減少しているため，このことが出生体重の減少と直結しているとの考え

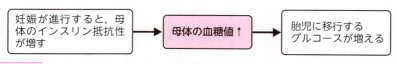

図 1-10　妊婦のインスリン抵抗性と胎児の成長
母体の高血糖は胎児に移行するグルコースの増量に直結する．このため，妊婦のインスリン抵抗性が増すことは，胎児の成長を促すための生理的な反応と考えることができる．

である．すなわち，母体の栄養不足が胎児の成長障害に直結するということは，妊婦が低血糖になってしまうために，胎児に十分なグルコースの供給ができないということになる．

しかし，栄養不足でやせた妊婦は結構いそうだが，低血糖でフラフラの妊婦なんてそんなにいるのかな？　と思ってしまう．ヒトには血糖調節機構が備わっているのだから，そうそう簡単に低血糖に陥るはずはないのだが…．一方，比較的コントロール良好な母体においても，糖尿母体児の出生体重は母体HbA1cと有意に相関すると報告されている（Garcia-Floresら，2016）．たとえ母体血糖値がほぼ正常範囲内にあったとしても，胎児発育と母体の血糖値の関係は深いと考えるべきなのかもしれない．

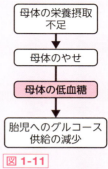

図 1-11
母体のやせが胎児に及ぼす影響

母体のやせが胎児発育不全の主因とされるが，母体のやせは母体の低血糖に直結しているのだろうか？

（河井，2011）

▶ 胎盤は大量のグルコースを必要とする

さて，グルコースは胎児にとって最も基本的な栄養素だが，これは胎盤にとっても同じである．新生児科医の立場から見ると，胎盤は胎児を育てるためのものだが，別の立場から見ると，胎盤は極めて多様な働きをしている臓器でもあり，そのため多くのエネルギーを必要とする．

すなわち，胎盤は種々の物質の能動輸送の場である上に，様々なホルモンを産生したり代謝したりもしているのだ．このため，胎盤は母体から移行したグルコースのうち，50％程度しか胎児には送り届けず，残りは胎盤でエネルギーとして利用したり，乳酸に変換したりしていると言われている（Plattら，2005）．

▶ 胎児発達に重要な役割を果たす「グルコーストランスポーター」

グルコーストランスポーターはGLUTと称されるが，その中で最も有名なのがGLUT4である．GLUT4はインスリン依存性であり，筋肉・脂肪組

第 1 章 糖 質

織などに発現している（河井，2013）．

　一方，胎盤に発現し，胎児へのグルコース移送に重要な働きをしているのは，GLUT1 および GLUT3 といったインスリン非依存性のトランスポーターである（Sakata ら，1995；Jones ら，2007）．これらは，インスリン濃度とは関係なく，グルコース濃度依存性に母体のグルコースを胎児へと移行させる．

　もし胎盤に発現するグルコース輸送体がインスリン依存性であれば，胎児へのグルコースの供給は，母体の食後のみに限られてしまうため，インスリン濃度に関係なく，継続的に胎児にグルコースを送れるということは極めて理にかなったことなのだ．

▶ 母体糖尿病とグルコーストランスポーター

　母体がコントロール不良な糖尿病の場合，母体血糖が高値となると，胎児には大量のグルコースが移送される．これが胎児の血糖値の上昇をもたらし，胎児のインスリン分泌が促進されることはよく知られているが，もう 1 つ重要なことは，高血糖に曝された胎児組織に発現している GLUT1，GLUT3 といったトランスポーターもその発現が down regulate されてしまうことである．

　すなわち，GLUT1，GLUT3 の発現が低下し，グルコースを細胞内に取り込むことができなくなった胎児組織はアポトーシスを起こしてしまう．その結果，胎児組織はグルコースを取り込むことができなくなり，エネルギー不足に陥ってしまう．これが，妊娠初期に血糖コントロールが不良な糖尿病母体児に諸器官の形態異常が多い原因と考えられている（Gaither ら，1999）．

▶ グルコーストランスポーターの働きと呼吸窮迫症候群（RDS）の関係

　RDS はⅡ型肺胞上皮細胞から産生される海面活性物質（肺サーファクタント）の不足によって生じるが，Ⅱ型肺胞上皮細胞がサーファクタントを産生・分泌するには，当然エネルギーが必要である．このエネルギーの供給を

可能にしているのが GLUT1 である．II 型肺胞上皮細胞は GLUT1 を介してグルコースを取り込み，それをエネルギーとして利用し，サーファクタントを分泌しているのである．

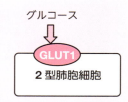

図 1-12 グルコース代謝と RDS の関係
RDS の発症リスクが糖代謝（細胞への糖の取り込み）に左右されるというのは，いかにも代謝目線の考え方で興味深い．

糖尿病母体児の RDS リスクが高いことはよく知られている．これは胎児が高血糖になった結果，胎児高インスリン血症となるが，高濃度のインスリンが GLLT1 の作用を抑制するため，II 型肺胞上皮細胞の機能が抑制されてしまうからだそうだ（Engle ら，1983）．

また，男児は女児より RDS のリスクが高いというのもしばしば耳にするが，これも GLUT1 の働きで説明ができる．というのは，エストロゲンは GLUT1 のグルコース取り込みを促進するが，テストステロンは抑制に働くためだ．すなわち，女児はエストロゲン作用のおかげで，肺胞 II 型細胞のエネルギー産生が促進されているため，サーファクタントの産生が男児より多いのである（Hart ら，1998）．

▶ 胎児にとって，過剰なグルコースは迷惑もの！？

母体が糖尿病のように，病的な高血糖である場合，胎児に不具合が生じることはよく知られているが，胎児にとって，グルコースは重要な栄養源である一方，余分なグルコースは迷惑だという話をしよう．

肝臓に蓄積できるグリコーゲン量には限りがあり，体重 70kg の成人の場合で約 370g である．すなわち，体重換算すると，肝臓に蓄積できるグリ

第1章 糖 質

コーゲンは 5g/kg，つまり 3kg の新生児が蓄積できるグリコーゲン量はわずか 15g に過ぎない．

このグリコーゲンを 7mg/kg/ 分で消費すると 12 時間以内には枯渇する計算になり，これまでの知見と合致する数値である．その上，胎児の肝臓へのグリコーゲンの蓄積は在胎 36 週以降急速に増加するため，36 週未満の胎児ではグリコーゲンの合成は極めてわずかしか行われていない．

それでは，エネルギー産生で余ったグルコースは脂肪組織として蓄えられるか？ だが，それも胎児期後期のみの話である．図 1-13 に示すように在胎 30 週頃までの胎児では，脂肪組織が体組成に占める割合が小さいが，これは妊娠中期までの胎児では脂質合成が活発ではないことを意味しており，言い換えると，この時期の胎児は過剰なグルコースを脂肪組織として蓄積することが困難なのだ．

つまり，成人では，食べ過ぎた炭水化物は，グリコーゲンとして蓄えられ

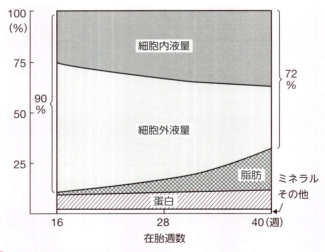

図 1-13 在胎週数による体液成分の変化
脂肪の蓄積は第3三半期に急速に進行する．これは，第2三半期までは脂肪合成は積極的には生じにくいことを意味している．
(河井昌彦．水-電解質バランス．新生児学入門 (第5版)．医学書院，p228, 2018)
(原図：Avery GB. Neonatology: Pathophysiology and Management of the Newborn. 2nd ed., J. B. Lippincott Co., Philadelphia, 1981)

るわずかな部分を除いて脂肪組織として蓄えることができる（＝すなわち，太ることになる）のだが，胎児は余ったグルコースをグリコーゲンにも脂肪組織にも変換し得ないのである．

　胎児血中グルコース濃度が母体より低いこと，胎盤は母体から供給されたグルコースの 50％程度しか胎児に送らないことなどには，こんな理由があるのだろう．胎児にとって，余ったグルコースが迷惑だという言葉の意味がお分かりいただけただろうか？

● 胎児の重要なエネルギー源としての「乳酸」

　そこで，余分なグルコース，いや言い方が悪ければ，エネルギー産生以外に使われるグルコースがどうなるか？について考えてみよう．この章の初めに，胎盤ではグルコースのかなりの部分は乳酸に変換されると述べた．ここで，乳酸について考えてみよう．

　乳酸はグルコースの嫌気性代謝産物としてよく知られている．グルコースは細胞質内において解糖系でピルビン酸まで変換され，その後ミトコンドリ

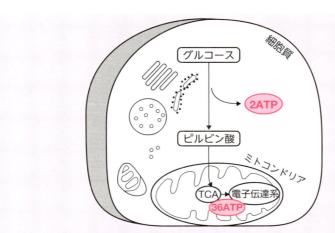

図 1-14　細胞内の ATP の産生
グルコース 1 分子を異化する際に産生されるエネルギー量を考える．解糖系のみで産生される ATP はわずか 2 分子のみだが，ピルビン酸が好気的に処理されると 36 分子もの ATP が産生される．このことが，酸素がいかに重要かを物語っている．

第1章 糖　質

ア内に入り，TCA回路・電子伝達系を経て，最後は二酸化炭素と水になる．この間，1分子のグルコースから38分子のATP（アデノシン3リン酸）が産生される．しかし，これは酸素が十分に利用できる「好気性代謝」の場合に限られる．酸素がないと，TCA回路も電子伝達系も作動しないため，ピルビン酸はミトコンドリア内に入ることすらできない．その結果，1分子の

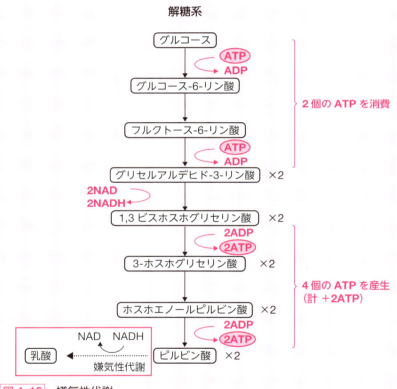

図 1-15　嫌気性代謝

解糖系は嫌気性条件下でも進むが，嫌気性条件下ではピルビン酸がミトコンドリア内に移行できず，細胞質に貯まってしまう．また，解糖系の途中で産生されるNADHもミトコンドリア内に移行できず細胞質に貯まってしまう．このように，NADH，ピルビン酸が過剰になるとグルコース→ピルビン酸という方向の反応は起こらなくなってしまう．すなわち，このままでは解糖系も止まってしまい，一切のエネルギー産生が止まってしまうことになる．そこで，このNADH，ピルビン酸を減少させる必要が生じるが，それを可能にするのが，ピルビン酸から乳酸を産生する反応なのである．

グルコースが産生するATPは細胞質内で行う解糖系による2分子のATPのみとなる（上代ら，2011）．

その上，解糖系ではNADHが産生されるが，酸素のない状況ではNADHはミトコンドリア内に入ることができず，細胞質内のNADH濃度が上昇し，解糖系すら回らなくなってしまう．そこで，ピルビン酸を乳酸に変換する反応が生じるが，この際にNADHはNADに戻される．つまり，乳酸産生を行うことによって，細胞質内のNADH濃度が低下し，その結果，解糖系を継続的に作動させることが可能となるのだ．嫌気的な条件では，解糖系によるわずかなATPを得るには乳酸の産生が必須なのである．

このように，嫌気性代謝には欠かせない乳酸産生だが，低酸素条件下で生息する胎児にとっては，エネルギー産生系としては非常に心もとない系と思われるかもしれない．しかし，実は胎児は酸素の利用能が著しく高いために，乳酸をエネルギー源として好気性代謝を営むことが可能なのだ．

▶ 胎児の酸素利用能

胎児の酸素利用効率を考える上で重要なのが，胎児ヘモグロビン（HbF）の酸素解離曲線である．HbFは成人ヘモグロビン（HbA）に比べて左方移

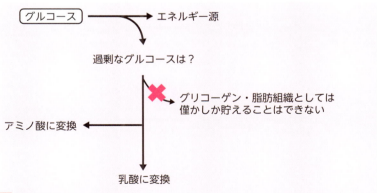

図1-16 胎児グルコースの行方
成人の場合，過剰なグルコースは脂肪に置き換わるが，胎児では，アミノ酸・乳酸への変換も重要と考えられる．

動している．このことは，HbF は酸素との結合能が強い（河井，2015；2016），つまり，HbF は血中酸素濃度が低い状態でも酸素と結合しやすいことを意味している．このことは，胎盤で母体の HbA と結合した酸素を胎児の HbF が奪いとることを可能にする．また，酸素解離曲線が左方に変位しているということは，HbF は低酸素域において酸素の受け渡しが大きいことも意味している．このような HbF の特性から，胎児は酸素の少ない環境で生活しているにもかかわらず，酸素の利用効率が高いのである．

このため，母体にとっては嫌気性代謝の産物である乳酸を，胎児は好気的に利用することができるのだ．胎児は，乳酸をピルビン酸に変換し，これをミトコンドリアに運んで，TCA 回路・電子伝達系で処理することができるのである．

このように考えると，胎児は余分なグルコースを乳酸に変換し，必要時に利用可能なエネルギー源として蓄えているのかもしれない．

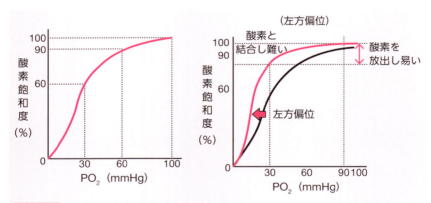

図 1-17　ヘモグロビンの O_2 解離曲線
成人の Hb 酸素解離曲線と胎児 Hb 酸素解離曲線，すなわち左方偏位した曲線を比べてみる．胎児 Hb は高濃度酸素領域では酸素の受け渡しがあまりうまく行えないが，低濃度酸素領域では極めて高率に酸素を受け渡すことができる．

文献

1) 母子保健事業団. 母子保健の主なる統計 平成29年度刊行. 2008.
2) Garcia-Flores J, et al. Weight-related and analytical maternal factors in gestational diabetes to predict birth weight and cord markers of diabetic fetopathy. Gynecol Endocrinol 2016; 32: 548-552.
3) Platt MW, et al. Metabolic adaptation at birth. Semin Fetal Neonatal Med 2005; 10:341-350.
4) 河井昌彦. グルコーストランスポーター. イラストで見る診る学ぶ新生児の栄養代謝. メディカ出版, pp64-65, 2013.
5) Sakata M, et al. Increase in human placental glucose transporter-1 during pregnancy. Eur J Endocrinol 1995; 132: 206-212.
6) Jones HN, et al. Regulation of placental nutrient transport-a review. Placenta 2007; 28: 763-774.
7) Gaither K, et al. Diabetes alters the expression and activity of the human placental GLUT1 glucose transporter. J Clin Endocrinol Metab 1999; 84: 695-701.
8) Engle MJ, et al. The effects of insulin and hyperglycemia on surfactant phospholipid synthesis in organotypic cultures of type II pneumocytes. Biochim Biophys Acta 1983; 753: 6-13.
9) Hart CD, et al. Modulation of glucose transport in fetal rat lung: a sexual dimorphism. Am J Respir Cell Mol Biol 1998; 19: 63-70.
10) Shelley HJ, et al. Neonatal hypoglycaemia. Br Med Bull 1966; 22: 34-39.
11) Avery GB. Neonatology; Pathophysiology and Management of the Newborn. 2nd ed., J. B. Lippincott Co., Philadelphia, 1981.
12) 河井昌彦. 水-電解質バランス. 仁志田博司編著. 新生児学入門(第5版). 医学書院, p228, 2018.
13) 上代淑人ら監訳. イラストレイテッド ハーパー生化学 原著28版. 解糖とピルビン酸代謝. 丸善, pp170-184, 2011.
14) 河井昌彦. 第2章 呼吸. 新生児医学. 金芳堂, pp192-194, 2015.
15) 河井昌彦. 胎児ヘモグロビンの特徴について御存知ですか? NICUのギモン98+2. 金芳堂, pp155-156, 2016.

第1章　糖　質

③ 出生後の糖代謝

▶ 出生後の血糖値の維持機構 （河井，2014；2015）

　胎児は，胎盤・臍帯を介して，グルコースの持続投与を受けていた．通常，母体の血糖値は一定範囲内に維持されているため，胎児は大きな血糖変動をきたすことのない環境で暮らしてきたことになる．しかし，状況は出生後に一変する．

　臍帯が遮断されるとともにグルコースの経静脈的供給は途絶える．経口哺乳が始まり，安定するまでに数時間あるいは数日かかるため，出生した児は直ちに著しい低血糖に見舞われることになる．しかし，低血糖のリスクのない元気な正期産児であれば，この試練を難なく乗り切り，たとえ2～3日間，十分量の哺乳ができなくても血糖値を維持することができる．まずは，そのメカニズムについて考えよう．

① 出生後，臍帯からのグルコースの供給が途絶えるため，血糖値は急降下する．

② 出生後の血糖値の低下がトリガーとなり，児の膵臓においてインスリン分泌は抑制され，代わりにグルカゴンの分泌が促進される．グルカゴンの働きによって，肝臓でのグリコーゲン分解が生じ，生後2～3時間以内に血糖は上昇，安定する．

③ しかし，肝臓に蓄えられたグリコーゲンの量はわずかであり，正期産児であっても，生後12時間までには肝臓のグリコーゲンはほとんどすべて枯渇してしまう．

④ そこで，必要となるのが糖新生だが，これはグルカゴン・糖質コルチコイド（コルチゾール）などのインスリン拮抗ホルモンの働きで生じる．糖新生は生後2時間頃には開始される．ここで重要なことは，糖新生はエネルギーを必要とする系だということである．すなわち，産後早期は肝グリコーゲンの分解によって得たエネルギーを，そして生後10時間頃以降は脂質の分解によって得たエネルギーを利用して，糖新生を行うことが可能になるのだ．

3 出生後の糖代謝

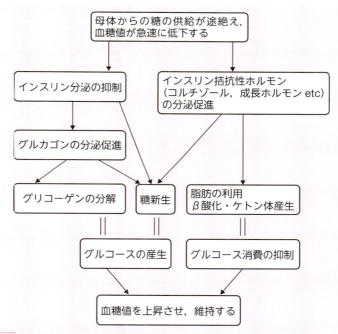

図 1-18 出生後の血糖の維持機構
出生後の低血糖に呼応して，インスリンの抑制・グルカゴンを含むインスリン拮抗ホルモンの促進が，血糖値を維持する上で最も重要な機構である．

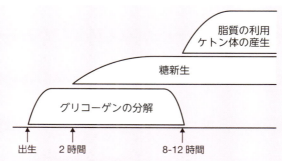

図 1-19 出生後の血糖維持機構の推移
出生後のエネルギー利用の状況を時系列に表した．

⑤しかし，グリコーゲンの分解や糖新生によるグルコースのみでは，必要なエネルギーを賄うことはできない（後述）．そこで，重要になるのが

23

第1章　糖　質

脂質の利用である．脂質はβ酸化によってATPを産生するとともに，ケトン体となって末梢組織で利用される．脂肪の利用は生後10時間以降に活性化される．

以上が，出生後血糖値を維持する重要な機構である．

● 低血糖のハイリスク児

先に記載した「出生後の血糖維持機構」が正常に作動するのは，低血糖のリスクのない元気な正期産児に限られる．低血糖のハイリスク児とは，血糖維持機構が破たんした児，すなわち以下に記す児であり，このような児の血糖値は慎重にモニタリングする必要がある（Adamkinら，2011）．

(1) インスリン分泌が抑制されない児
- ▶▶ 仮死出生・子宮内発育遅延児・早産児
- ▶▶ 糖尿病母体児（巨大児）
- ▶▶ 先天性高インスリン血症（巨大児）

(2) 肝臓でのグリコーゲンの分解が生じない児
- ▶▶ 早産児・低出生体重児・子宮内発育遅延児など肝グリコーゲンの蓄積の少ない児
- ▶▶ 糖原病

(3) 糖新生が生じない児
- ▶▶ 糖新生系の酵素異常症など

(4) 脂質の利用が不十分な児
- ▶▶ 早産児・低出生体重児・子宮内発育遅延児など脂肪の蓄積が少ない児
- ▶▶ 脂肪酸酸化異常症

(5) インスリン拮抗ホルモンの分泌が不十分な児
- ▶▶ 副腎不全・成長ホルモン分泌不全症など

(6) 哺乳不良が長期に持続する児・体重減少の著しい児など

(7) グルコース消費が亢進した病的新生児（多血症・呼吸障害など）

上記のリスクのうち，仮死・早産児・子宮内発育遅延・巨大児などは病

3　出生後の糖代謝

歴・出生児の所見から把握することが容易だが，糖原病・糖新生系酵素異常症・脂肪酸酸化異常症・成長ホルモン分泌不全性低身長症などの内分泌代謝疾患は低血糖を発症する前に予測することは難しい．このため，リスクの有無に関わらず低血糖症状の有無に注意する必要があることは言うまでもない．

● 低血糖症状とは？

　グルコースに最も依存している臓器は脳なので，低血糖症状の中心は神経症状になる．一方，血糖維持機構の項でも述べたように，低血糖時にはインスリン拮抗ホルモンの分泌が亢進するが，その1つが交感神経系の興奮である．そこで，低血糖時には以下の症状が出現する．

　このような低血糖症状を呈する低血糖を「症候性低血糖」と呼ぶ．症候性低血糖に対しては，直ちに経静脈的にグルコース投与を行うのが鉄則である．

　一方，このような低血糖症状を伴わないが血糖値が低い症例を非症候性低血糖と呼ぶ．低血糖の閾値（基準値）は必ずしも定まっていないが，45〜50mg/dLとすることが多い．非症候性低血糖に対する介入の是非，すなわち非症候性低血糖症の放置によって神経発達に影響が及ぶか否かについて明確な結論は出ていない．しかし近年，aEEGが普及した結果，新生児では，臨床的な「痙攣」は生じていないにもかかわらず，脳波上明らかな発作波が出現している症例が決して少なくないことが分かってきた（Murrayら，2008）．このようなことを合わせて考えると，低血糖症状が明らかでなくても，中枢神経系の細胞がエネルギー不足に陥っている病態があってもおかしくないと考えられる．すなわち，非症候性だからと言って，放置して良いとは言い切れないのである．

・**中枢神経系の障害**：哺乳障害・活動性低下・筋緊張低下・無呼吸・嗜眠傾向・異常な啼泣・易刺激性・痙攣など

・**交感神経系症状**：皮膚蒼白・多汗・多呼吸・頻脈・チアノーゼなど

図 **1-20**　低血糖の臨床症状は？

第1章 糖 質

▶ 低血糖による脳障害

　低血糖は上記のような症状を引き起こすだけではなく，重症例では脳細胞壊死を招き，神経学的後遺症を残しうる．成人では，18mg/dL 未満といった著しい低血糖が数時間持続して初めて脳細胞は壊死すると報告されているが (Cryer, 2007)，新生児においてこのような閾値は不明である．

　低血糖による細胞死は，エネルギーが枯渇すると，脳神経細胞周囲のグルタミン酸濃度が上昇し，それに伴って，脳細胞内へのカルシウムの流入・活性酸素などの作用によって細胞膜の破壊が生じ，脳細胞の細胞死がもたらされるといった機序による（河井，2014）．

　低血糖によって障害される脳の部位としては頭頂葉・後頭葉が重要であり，MRI，CTなどの画像検査では同

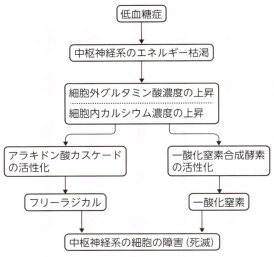

図 1-21 低血糖による脳障害の病態生理
低血糖による脳障害は単なるエネルギー不足のみでなく，活性酸素や一酸化窒素による細胞障害も重要と考えられる．

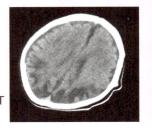
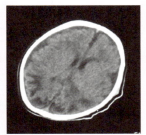

図 1-22
低血糖脳症の頭部 CT所見（河井，2004）

部位の萎縮・脳軟化といった所見を呈することが多く，このような症例では高次脳機能が障害されることが多い．

● 低血糖に対する治療

脳細胞や赤血球は全てのエネルギーをグルコースに依存しており，低血糖はこれらの細胞の機能を著しく障害する．このため，低血糖とりわけ症候性低血糖に対しては，速やかに血糖値を上昇させることが重要である．そこで，以下のような治療を行う必要がある（De Longlay ら，2002）．

グルコース

最も即効性があり，かつ確実な治療法はグルコースの経静脈的投与である．高インスリン血症による場合は 7mg/kg/ 分以上のグルコース投与速度が必要となることが多いため（依藤ら，2016），安定な投与には中心静脈ラインの確保が必要である．

グルカゴン

グルカゴンは 0.03mg/kg または 0.5～1.0mg/回筋注あるいは静注するのが一般的である．

グルカゴン投与によって速やかに血糖値の上昇がみられるか否かは高インスリン血症の診断にも役立つ．なぜなら，グルカゴンによる血糖上昇の第 1 相は，肝グリコーゲンの分解であり，第 2 相は糖新生の促進によるものである．

このため，インスリン過剰症によって肝グリコーゲンが残存しているにもかかわらず利用されていない場合にのみ，第 1 相の急速な血糖上昇が得られるはずである．インスリン過剰症以外の低血糖であれば，すでに肝グリコーゲンは枯渇しているはずであり，グルカゴンによる血糖上昇は期待できないのである．

ジアゾキシド

ジアゾキシド（ジアゾキシドカプセル®） 5～15mg/kg/日（カプセル外

第1章 糖　質

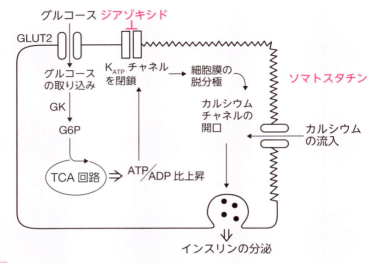

図 1-23　膵β細胞のインスリン分泌機構
ジアゾキシドとソマトスタチンの作用点が異なることを示している．このため，ジアゾキシド無効例にもソマトスタチンの効果は期待できる．

す，分2～3）経口投与が一般的だが，高インスリン血症と診断された場合に限る．ジアゾキシドは水分貯留を招き，循環器系に重大な影響（うっ血性心不全・動脈管再開通など）を及ぼすことがある．そのため，投与する際には胸部超音波検査による評価が必須である．水分貯留の治療・予防にはラシックス®（1mg/kg/日，分2～3）・フルイトラン®（0.1mg/kg/日，分2～3）などの利尿剤の併用が有用である．

オクトレオチド（持続性ソマトスタチン・アナログ）

　ジアゾキシドの無効な遺伝性高インスリン血症に対してはオクトレオチド5～25μg/kg/日の皮下注などが試みられているが，現時点で保険適応はない．

グルココルチコイド（副腎皮質ホルモンあるいはステロイド薬）

　かつて本邦では，難治性低血糖に対してグルココルチコイドが日常的に用いられていた．しかし，グルココルチコイドによる血糖上昇は，異化を

促進すること，具体的には体蛋白・体脂肪を壊して糖新生を促進することであり，決して赤ちゃんの成長には良くない行為である．

このため，低血糖に対するグルココルチコイド投与は，最後の一手とすべき方法であり日常的に行う治療法ではない．とりわけ，医療器具の進歩によって，新生児に対する中心静脈ラインの確保が容易となった現在，低血糖に対してグルココルチコイドの適応はないと考えるべきである．

▶ 移行期低血糖（transitional hypoglycemia）の病態

先ほど記したリスク因子を持たない児でも出生後 48〜72 時間まで，低血糖が遷延することがある．このような病態の多くは，出生後の血糖降下に応じて生じるべきインスリン分泌の抑制が不十分なために起こると考えられる（Stanley ら，2015）．すなわち，このような児では，低血糖にもかかわらずインスリンの分泌が抑制されないため，グリコーゲン分解・糖新生・脂質の利用/ケトン体の産生といった「血糖維持機構」が作動せず，低血糖が遷延してしまうのだ．

かつて，出生後の児はたとえ血糖値が低くても，ケトン体が利用できるから大丈夫と考えられていたが，これはあくまで，出生によって臍帯からの糖供給が遮断された後も低血糖が遷延しないよう，血糖値を維持できる児の話である．この機構がうまく作動しない児こそ，低血糖が遷延する児であり，このような児のケトン体利用能は決してあてにはできないのである．

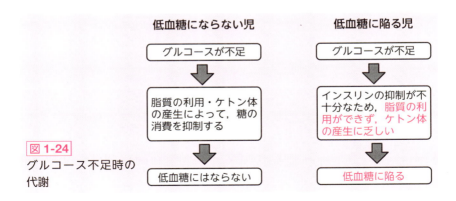

図 1-24 グルコース不足時の代謝

第1章 糖 質

　なぜ，仮死出生・子宮内発育遅延児・早産児・糖尿病母体児・先天性高イ
ンスリン血症（巨大児）でもないのに，出生後インスリン分泌が抑制できな
い児がいるのかは不明である．しかし出生後，初めて経験する低血糖に順応
できない児が存在しても不思議ではないのかもしれない．

　幸いなことに，このような児の高インスリン血症の大多数は数日以内には
解消される．このため，数日間のグルコース点滴で改善してしまうことがほ
とんどであり，ジアゾキシドの投与などの特殊治療は適応にならないことが
多い．ただし，低血糖時には脂質などグルコースの代替エネルギーがすべて
使用できないことに変わりはなく，決して放置すべきではないと考えられる．

　一方，出生後の高インスリン血症が数週間以上持続するのが，次から述べ
る遷延性一過性高インスリン血症であり，数年以上持続あるいは永続する病
態が先天性高インスリン血症である．

▶ 遷延性一過性高インスリン性低血糖症

　仮死出生・子宮内発育遅延児・早産児・糖尿病母体児が遷延性一過性高イ
ンスリン性低血糖症のリスクとしてよく知られているが，糖尿病母体児のそ
れは通常，数日以内に解消する．一方，仮死・子宮内発育遅延・早産などに
起因する場合，高インスリン血症は数週間〜数ヵ月に及ぶこともある．この
ため，ジアゾキシドの投与を必要とする症例も存在する（Touati ら，1998）．

　遷延性一過性高インスリン血症に対するジアゾキシドの使用法に関するコ
ンセンサスは得られていないが，早産児ではとりわけ循環器合併症が重篤化
することがあるため（Yoshida ら，2014），我々は以下のような投与方法に
従い，慎重に投与している．

早産児・低出生体重児に対するジアゾキシド投与法（京大案）

（1）投与開始基準

　　▶▶ 低血糖児のクリティカルサンプルで，高インスリン血症と診断する．

　　▶▶ 生後1〜2週間以上経過し，循環動態が安定している．

　　▶▶ 安定した血糖値の維持に，経静脈的なグルコース投与が必要である．

(2) 投与開始時～投与中の注意点

▶▶ ジアゾキシド開始量は 5～10mg/kg/日（分 3）とする.

▶▶ 毎哺乳前に，空腹時血糖をモニタリングする（著効例では投与の数時間後には血糖の上昇がみられるが，最大の効果発現までには数日を要する）.

▶▶ 定期的に尿量・浮腫などのチェック，超音波検査・X 線検査を行う（開始後 1 週間程度の期間，X 線以外はほぼ連日評価する．その後は少しずつ検査の間隔をあけていく）.

▶▶ 尿量減少例に対しては，利尿薬の投与を開始する．なお，ジアゾキシド投与開始に合わせて利尿薬の併用を行うこともある.

(3) 投与量の増減など

▶▶ 空腹時血糖が 60mg/dL 未満になる場合は，投与量を増加させる.

▶▶ 空腹時血糖が 80mg/dL 以上を持続的に維持できるようになったら，グルコース投与速度（Glucose Infusion Rate：GIR）を徐々に下げ，点滴からの離脱を図る.

▶▶ 点滴なしで，空腹時血糖が 80～100mg/dL 程度に維持できるようになったらジアゾキシド投与量を固定し，体重が増えても血糖値の低下が生じないかチェックする.

▶▶ 体重増加とともに血糖値が低下する症例に対しては，体重あたりのジアゾキシドが減少しないよう投与量を調節（＝増量）する.

▶▶ 体重が増え，体重あたりのジアゾキシド量が減少しても血糖値が変動しない場合，他の退院条件（修正週数・体重・経口哺乳の確立など）を満たすようならば退院を考慮する.

(4) 退院に向けて

▶▶ 退院までに，ジアゾキシド投与を終了できそうな症例に対しては，血糖値に注意しながら積極的に減量・中止を図る.

▶▶ 入院中のジアゾキシド中止が難しい場合は，退院後の療育者（通常は両親）に血糖測定を指導し，手技の習得・低血糖に関する理解が得られた場合は，退院・在宅血糖管理への移行を図る.

▶▶ なお，外来では「低血糖管理加算」が取れるので，血糖測定の備品を手渡すことが可能である.

第1章　糖　質

▶ 先天性高インスリン血症

　インスリン分泌を調節する遺伝子の異常によって，高インスリン血症を呈するものが先天性高インスリン血症（＝遺伝性高インスリン血症）である．先天性高インスリン血症は，遺伝子変異が臨床像・治療方法の選択に大きな意味を持つため，遺伝子検索が重要である．

Column ①

インスリン分泌機構

　血中グルコース濃度が上昇した際インスリン分泌機構を以下に記す．
① GLUT2 受容体を介して β 細胞に取り込まれたグルコースはグルコキナーゼ（GK）によってグルコース-6-リン酸（G6P）へと変換された後に，ミトコンドリア内で TCA 回路に入り ATP を産生する．
②細胞内の ATP の増加が K_{ATP} チャネルの閉鎖を促す．
③ K_{ATP} チャネルの閉鎖が細胞膜の脱分極を生じさせ，これによって細胞内にカルシウムが流入する．
④細胞内カルシウムの増加はインスリンの分泌を促す．

以上のステップが，血糖値が上昇した際に膵 β 細胞からインスリンが分泌される機序である．なお，短鎖脂肪酸やグルタミン酸なども β 細胞内の ATP/ADP 比を上昇させる（①によってインスリン分泌を促進する）ため，②以降は同じ機序となる．
　高インスリン血症治療薬としてしばしば使用されるジアゾキシドは K_{ATP} チャネルの閉鎖を抑制することによってインスリン分泌を抑制する．一方，ソマトスタチン・アナログは β 細胞への Ca の流入を抑制することによってインスリン分泌を抑制する．

遺伝子検査の適応

　以下の要件のいずれかを満たす場合は遺伝子検査の絶対適応となる．
　　▶▶ 仮死・子宮内発育遅延など一過性高インスリン血症のリスク因子がない．
　　▶▶ ジアゾキシドの有効性が乏しい．

▶▶ 高アンモニア血症を合併する.

以下に，代表的な遺伝子変異とその特徴を記す.

表 1-1　先天性高インスリン血症診療ガイドラインにおける診断基準

以下の 3 つの基準のうち 2 つ以上満たす場合，または 1 つを満たし，かつ既知の原因遺伝子変異を同定した場合に高インスリン血性低血糖症と確定診断する.

1. 血中インスリン値	> 1 μU/mL
2. グルカゴン 0.5～1mg/kg 筋注（静注）による血糖上昇	> 30mg/dL（15～45 分）
3. 正常血糖を維持するためのブドウ糖静注量（mg/kg/分）	> 7（生後 6 ヵ月未満）
【補助的所見】 　血中 3-ヒドロキシ酢酸（βヒドロキシ酢酸） 　血中遊離脂肪酸（FFA, NEFA）	< 2mmol/L（2000 μmol/L） < 1.5mmol/L（1.5mEq/L）

（日本小児内分泌学会ら，2016）

▶ K_{ATP} チャネル異常症

K_{ATP} チャネルの遺伝子異常のために，高インスリン血症を呈する病態.

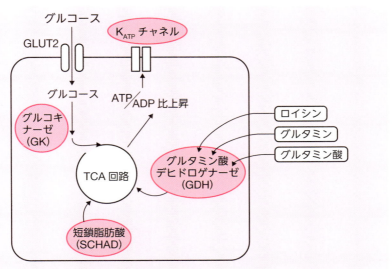

図 1-25　HI をきたす分子異常

インスリン分泌機構とそれに関与する遺伝子の異常が高インスリン血症をもたらす. これらの遺伝子異常の中で，K_{ATP} チャネルの異常はジアゾキシド低応性だが，その他の異常はジアゾキシドが効く可能性が高い.

第1章 糖　質

K_{ATP} チャネルは ATP 結合蛋白の 1 つであるスルフォニルウレア受容体 (SUR1) と，K チャネル構成する Kir6.2 から成り立っており，インスリン分泌の中心的役割を担っている．高インスリン血症の第 1 選択薬であるジアゾキシドは K_{ATP} チャネルに作用してインスリン分泌を抑制するため，K_{ATP} チャネルに異常があると効果が出ないことが多い．

一方，K_{ATP} チャネル異常症は局所性ジアゾキシド産生腫瘍であることが多く，腫瘍摘出術によって完治する可能性がある．このため，母体が糖尿病でないにもかかわらず，巨大児で出生した児が，ジアゾキシド不応性の高インスリン性低血糖症を発症した場合，本病態を疑い，遺伝子検索することが重要である．

Column ②
K_{ATP} チャネル異常と局所性インスリン産生腫瘍

【局所性インスリン産生腫瘍が発生する機序】
- 通常の遺伝子は父母由来のアリルのうち，どちらも発現する能力を持っているが，いくつかの遺伝子は片方の親から受け継いだ遺伝子情報のみが発現することが知られており，これを**遺伝子刷り込み現象**という．SUR1，Kir6.2 が存在する 11p15.1 領域も刷り込み遺伝子の 1 つで，細胞増殖因子（IGF2）は父由来のもののみが発現し，細胞増殖抑制因子（p57^{KIP2} や H19）は母由来のもののみが発現する．
- 父由来の SUR1 あるいは Kir6.2 に遺伝子変異がある個体で，体細胞分裂中に母由来の 11p15.1 領域の欠失が起きた場合，父由来の細胞増殖因子（IGF2）が過剰に働くと共に，母由来の細胞増殖抑制因子（p57^{KIP2} や H19）が欠失することによって，**遺伝子変異を有する β 細胞が過剰に増殖する**．
- すなわち，Focal CHI（＝局所性インスリン産生腫瘍）は父由来の SUR1 あるいは Kir6.2 に遺伝子変異がある個体において，膵臓で体細胞突然変異が生じた結果，父由来のアリルのみが発現（母のアリルが欠失）すること（loss of heterozygosity）によって，β 細胞が過剰に増殖したものと考えられている．

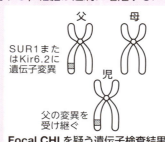

Focal CHI を疑う遺伝子検査結果

▶ GDH (glutamate dehydrogenase) 異常症

　GDHはグルタミン酸を基質として酸化的脱アミノ反応を触媒する酵素だが，簡単に言うと体内のアンモニアをグルタル酸に集め，グルタミン酸からアンモニアを取り出し，これを尿素回路に送る酵素である．このため，GDH異常症ではGDH活性が上昇（gain of function）し，アンモニアの産生が高まるため，高アンモニア血症となる．

　一方，GDH異常症で高インスリン血症となるのは，膵β細胞において，GDH遺伝子変異によるGDH活性の亢進が生じた結果，細胞内ATP/ADP比が上昇する．その結果，K_{ATP}チャネルが閉鎖してインスリン分泌が亢進するためである（富田ら，2012）．このように，GDH異常症ではK_{ATP}チャネルの機能は正常に保たれているため，ジアゾキシドの効果は期待できる．

　つまり，ジアゾキシドは有効であっても，高アンモニア血症を伴う場合はGDH異常症を疑って，遺伝子検査を行うべきである．

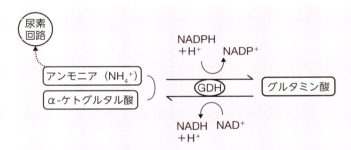

図1-26　グルタミン酸デヒドロゲナーゼの働き

GDHはαケトグルタル酸＋アンモニア＋NADH⇄グルタミン酸＋NADを触媒する酵素であり，アンモニア代謝の鍵を握る酵素の1つである．また，化学式に示したように，グルタミン酸からアンモニアを放出する際にエネルギーを産生する．

第1章 糖 質

Column ③

血糖値はどこまで信じられる!?

　我々は，血糖値38mg/dLだと異常低値と考え，52mg/dLだと一安心したりする．でも，本当に血糖値38mg/dLは52mg/dLより，低いのだろうか？

　家庭用血糖測定器（Self-Monitoring of Blood Glucose：SMBG）の正確性に関するISO（国際標準化機構：International Organization for Standardization）基準によると，「血糖値75mg/dL未満では±15mg/dL以内，75mg/dL以上では±20%以内に測定値の95%以上が入っていれば合格」となっている．すなわち，糖尿病患者さんが自宅で使用する血糖測定器の感度はこの程度であり，±15mg/dLは誤差範囲なのだ．

　一方，医療従事者のみ使用が認められているPOCT器（Point of Care Testing：POCT）の精度は±10%以下と定められている．

　NICUで血糖管理する場合は，せめてPOCT器を使用していただきたい．

文献

1) 河井昌彦．新生児期の低血糖症．新生児内分泌ハンドブック（第2版）．メディカ出版，pp85-93，2014.
2) 河井昌彦．低血糖症．新生児医学．金芳堂，pp367-376，2015.
3) 河井昌彦．早産児の糖代謝．イラストで見る診る学ぶ新生児内分泌．メディカ出版，pp22-23，2011.
4) Adamkin DH, et al. Post glucose homeostasis in late-preterm and term infants. Pediatrics 2011; 127: 575-579.
5) Murray DM, et al. Defining the gap between electrographic seizure burden, clinical expression and staff recognition of neonatal seizures. Arch Dis Child Fetal Neonatal Ed 2008; 93: F187-191.
6) Cryer PE. Hypoglycemia, functional brain failure, and brain death. J Clin Invest 2007; 117: 868-870.
7) 河井昌彦．低血糖と脳障害．日本臨床別冊　神経症候群（第2版）．日本臨床，pp31-34，2014.
8) 河井昌彦．NICU厳選50症例の診断と治療．金芳堂，p217，2004.
9) de Longlay P, et al. Persistent hyperinsulinemic hypoglycemia. Semin Neonatol 2002; 7: 95-100.
10) 日本小児内分泌学会ら．先天性高インスリン血症診療ガイドライン　2016年10月1日　Ver 1.0.
11) Stanley CA, et al. Re-evaluating "transitional neonatal hypoglycemia": mechanism and implication for management. J Pediatr 2015; 166: 1520-1525e1.
12) Touati G, et al. Long-term treatment of persistent hypoglycemia of infancy with

diazoxide: a retrospective review of 77 cases and efficacy-predicting criteria. Eur J Pediatr 1998; 157: 628-633.

13) Yoshida K, et al. High prevalence of severe circulatory complications with diazoxide in premature infants. Neonatology 2014; 105: 166-171.

14) 日本小児内分泌学会ら．先天性高インスリン血症診療ガイドライン　2016年10月1日　Ver 1.0.

15) 富田武郎ら．ロイシンによるグルタミン酸脱水素酵素の活性調節機構．化学 2012; 67: 72-73.

第1章 糖質

糖代謝異常症

▶ 糖原病

　グルコースはグリコーゲンとして蓄積することができ，必要に応じて利用できることが重要と書いたが，そのグリコーゲンの合成／分解過程に障害，すなわち酵素異常があるのが，糖原病である．

グリコーゲンの合成

　グリコーゲンの直鎖構造の基本となるのは，グリコーゲンシンターゼによるα1,4グルコシド結合だが，グリコーゲンは分枝鎖が多いのが特徴である．この枝分かれ構造を形成するのが分枝酵素によるα1,6グルコシド結合である．

グリコーゲンの分解

　α1,4グルコシド結合はグリコーゲンホスホリラーゼによって分解される．しかし，この酵素のみでは分枝部は分解できない．そのため，グルカントランスフェラーゼが分枝部以降の直鎖部分を直鎖末端に移行させ，直鎖構造を延長させる．脱分枝酵素がα1,6結合を分解し，分枝構造を消失

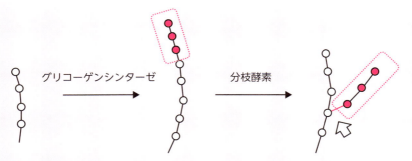

図 1-27　グリコーゲンの生合成
α1,4結合の直鎖に所々，α1,6結合（⇧）の側鎖が加わる（河井，2015a）．

38

させた後，再び，直鎖となったところをグリコーゲンホスホリラーゼが分解する．

グリコーゲンの合成・分解と解糖系・糖新生系の関係

グリコーゲンの合成・分解と解糖系・糖新生系の要に位置するのが，グルコース-6-リン酸である．すなわち，グルコースはグルコース-6-リン酸を経て，解糖系で利用されたり，グリコーゲン合成に回されたりする．一方，糖新生系やグリコーゲン分解系で産生されたグルコース-6-リン酸がグルコースに変換される．

グルコース ⇌ グルコース-6-リン酸 ⇌ グルコース-1-リン酸 ⇌ グリコーゲンの変換が円滑に行われることが，グリコーゲンの合成/分解によるエネルギー代謝には必要である．なぜなら，沢山食べた時には，グリコーゲンとして蓄積し，空腹時にはグリコーゲンからグルコースを切り出すということが自由自在にできて初めて，我々は1日数回の食事摂取でも血糖値が維持できるようになるからである．このため，これらの一連の反応のいずれかに異常がある（酵素欠損がある）と，空腹時に低血糖を生じてしまうが，その病態の1つが糖原病である．

全ての病型を学びたい方は拙著「新生児医学　pp122-126（金芳堂）」をご参照いただくとして，ここでは最も有名なⅠ型についてのみ解説する．

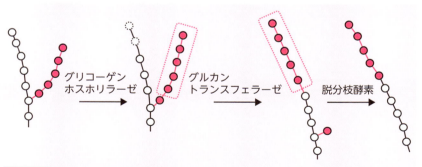

図1-28　グリコーゲンの分解
α1,4結合を順次分解し，α1,6結合の所まで来ると，脱分枝酵素で枝分かれ構造をなくした上で，またα1,4結合を順次分解する（河井，2015a）．

第1章　糖　質

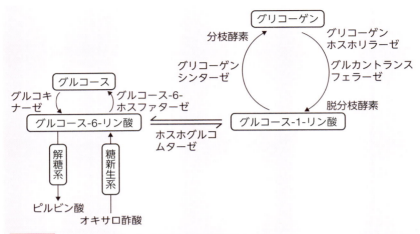

図 1-29　グリコーゲンとグルコース代謝
グリコーゲンの分解・解糖系・糖新生系これらの要に位置するのがグルコース-6-リン酸である（河井，2015a）．

▶ I 型糖原病（グルコース-6-フォスファターゼ欠損）von Gierke 病

　先ほど糖代謝の要と書いた「グルコース-6-フォスファターゼ」の欠損症である．本酵素は糖新生系の酵素異常症の項でも出てきたのを覚えておられるだろうか？　グルコース-6-リン酸からグルコースの変換が障害されており，グリコーゲン分解・糖新生いずれの経路からもグルコースを産生することができない．このため，空腹時に重度の低血糖を生じる，最も代表的かつ重症な病型である．

▶ 高ガラクトース血症

　乳糖がグルコースとガラクトースからなる2糖類であることが示すように，新生児期から摂取する糖質の中で最も多量に摂取される糖質の1つがガラクトースである．ガラクトースはグルコースに変換されエネルギーとして利用される一方，糖脂質・糖蛋白質として身体の重要な構成成分となる．

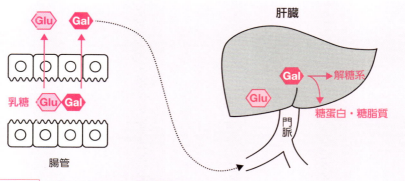

図 1-30　ガラクトースの代謝経路

乳糖は小腸で吸収され，門脈を介して肝臓に運ばれる．ここで，グルコースに変換され解糖系に入りエネルギーを産生し，糖脂質・糖蛋白へと変換されて細胞の構成成分ともなる（河井，2015b）．

ガラクトースの肝代謝を司るのは，ガラクトーストランスフェラーゼ（GALT），ガラクトキナーゼ（GALK），ガラクトースエピメラーゼ（GALE）の3つの酵素である．この中で，最も重要なのがGALTであり，その欠損症が高ガラクトース血症I型で，肝不全・腎不全に至る．次に重要なのがGALKで，その欠損症では白内障を発症する．一方，GALEの臨床的意義は乏しく，通常その欠損症は臨床的に問題とならない．

▶ 高乳酸血症

嫌気性代謝の産物として有名な乳酸だが種々の病態で鍵となる物質である．ここで乳酸についてまとめてみよう．

乳酸の正常値

乳酸の分子量は90.08なので，mg/dLとmMの換算はmg/dL＝mM×9，mM＝mg/dL×0.11となる．

なお　乳酸と関連して問題となるピルビン酸の分子量は88.06であり，mg/dL＝mM×8.8，mM＝mg/dL×0.11となる．乳酸／ピルビン酸（L/P）

第1章 糖　質

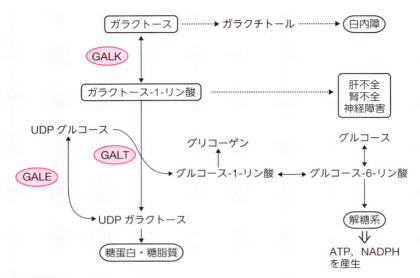

図 1-31　ガラクトースの代謝マップ
GLAT 欠損症ではガラクトース-1-リン酸（Gal-1-P）が蓄積するが，この細胞毒性が強いため，肝不全・腎不全・神経障害などを引き起こす．一方，GALK 欠損症ではガラクチトールが蓄積し，これが白内障を引き起こす（河井，2015b）．

表 1-2　乳酸の正常値（1ヵ月～1歳）

	食後	空腹時
乳酸（mM）	2.34±0.54	1.28±0.49
乳酸／ピルビン酸（L/P）比	13.4±3.4	14.5±7.0

比の正常域は 7～20 である．1ヵ月～1歳の乳酸の正常値を**表 1-2**に示す．

高乳酸血症の原因

① 虚血・低酸素
② その他の病因による
　▶▶ 二次性高乳酸血症
　　◇ 採血の手技による；駆血帯を使用下採血・手間取って時間のかかった採血

◆◇ 4　糖代謝異常症

　　　◇痙攣発作の直後

　　　◇尿路感染症などの全身性疾患

　　　◇ビタミン B_1（チアミン）欠乏症

　　　◇ビグアナイド系経口血糖降下薬

　　▶▶一次性高乳酸血症

| 表1-3 | 高乳酸血症を生じる病態 |

病態	高乳酸血症発現と食事の関係
有機酸代謝異常症（注1, 注2） 脂肪酸代謝異常症（注2）	食事とは無関係
糖原病（グリコーゲンシンターゼ欠損症など）	食　後　（注3）
糖新生系異常症 G6Pase 欠損症（糖原病Ⅰ型）を含む	空腹時　（注4）
ピルビン酸脱水素酵素複合体（PDHC）欠損症 TCA 回路異常症	食　後　（注5）
ミトコンドリア呼吸鎖異常症	食　後　（注5）

注1：メープルシロップ尿症など分枝鎖ケト酸が蓄積する病態では，これがピルビン酸のミトコンドリア膜輸送を阻害するため，ピルビン酸→乳酸への反応が進む（内藤, 2009）.

注2：メチルマロン酸血症・プロピオン酸血症など多くの有機酸代謝異常症や脂肪酸代謝異常症では蓄積するアシル CoA がピルビン酸カルボキシラーゼ（ピルビン酸をオキサロ酢酸に変換する酵素）を拮抗的に阻害するため，ピルビン酸→乳酸への反応が進む.

注3：グリニーゲン合成が障害されている糖原病の場合，炭水化物摂取後，余剰なグルコースをグリコーゲンとして蓄えることができないために，解糖系が亢進し，ピルビン酸→乳酸への変換が高まる.

注4：空腹時（グルコース欠乏時），糖新生系が亢進するが，これがグルコースに変換できないため，解糖系が亢進し，ピルビン酸→乳酸への変換が高まる.

注5：炭水化物摂取後，解糖系によって多量のピルビン酸が産生された際に，TCA 回路・呼吸鎖が回らないと，ピルビン酸→乳酸への変換が高まる.

乳酸／ピルビン酸（L/P）比

　高乳酸血症の鑑別に重要だとされる L/P 比について考えてみよう. 図に示したように，NADH 過剰状態では，ピルビン酸から乳酸への変換が促進されるため，L/P 比が高値となる（大竹, 2010）.

　ミトコンドリア呼吸鎖異常では，細胞内で産生された NADH を電子伝達系で処理することができないため，NADH 過剰になっている. このような病態において，L/P 比は高値をとることになる. 一方，低酸素・虚血・糖原病・糖新生系酵素異常症・ピルビン酸代謝異常症などの場合，過剰に産生されたピルビン酸から乳酸の産生が生じる訳だが，この場合ピルビン

43

酸→乳酸の反応は NAD$^+$ の産生を伴うため，NADH 過剰状態にはなり得ない．よってこれらの病態では，L/P 比は正常域にとどまることとなる．

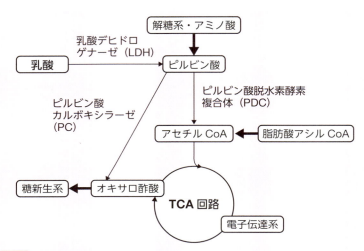

図 1-32 ピルビン酸の代謝

ピルビン酸は糖質・アミノ酸・脂質代謝の要に位置する．ピルビン酸は PDC，PC によってそれぞれアセチル CoA，オキサロ酢酸へと変換され，両者によって TCA 回路を回す原動力となる．また，オキサロ酢酸は糖新生系の起点となる．このため，PDC, PC の活性が抑制される事態に陥ると，乳酸産生が高まる．

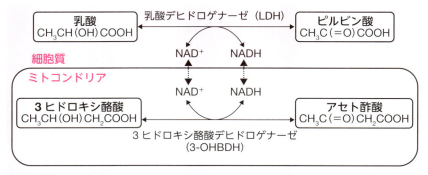

図 1-33 L/P 比

細胞質における乳酸・ピルビン酸の変換はミトコンドリア内の 3 ヒドロキシ酪酸・アセト酢酸の変換と共役して行われる．NADH 過剰の時は，図の反応は左方に傾く．すなわち，L/P 比が大きくなる．

Column 4 乳酸は疲労物質か!?

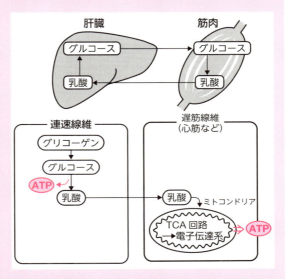

1922年ノーベル生理学・医学賞を受賞したMeyerhofが「乳酸は疲労物質である」と唱え始め，この考えが長い間，運動・スポーツ学の常識となっていた．しかし，近年この考えは大きく変わりつつある．

すなわち，運動時に産生される乳酸は決して疲労物質ではなく，運動強度の結果であり，かつ乳酸は筋肉を含む種々の臓器において重要なエネルギー源として使われているのだと考えられるようになってきたのだ．

脚注：従来よりCori回路といって，筋肉で産生された乳酸は肝臓でグルコースに変換され（＝糖新生），再び筋肉で利用されるということが知られていた．しかし近年，速筋線維は酸素の利用が少ないため乳酸の産生が多いが，遅筋線維は酸素利用が多いため，乳酸をエネルギーとして利用できることが分かってきた．

▶ Refeeding syndrome（リフィーディング症候群）

Refeeding syndromeとは慢性的な栄養不良が続いている患者に積極的な栄養補給を行うことにより発症する一連の代謝合併症の総称をいう．戦国時代，兵糧攻めにされた後に降伏し，城から出てきた兵士が急に粥を大量に食べると死んでしまったという記録が残っていることから，この現象は古くから認識されていたようだ（中屋ら，2012）．

近年では「低栄養状態にある患者に急激な栄養投与を行った際，血管内から細胞内に体液や電解質が急速に移行し，低血糖や電解質異常（主に低P

第1章 糖　質

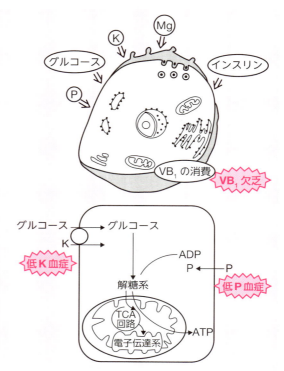

図 1-34
Refeeding Syndrome

Refeeding Syndromeでは，インスリンによるグルコース・Kの細胞内へ移行が生じるとともに，細胞内でのエネルギー産生・蛋白の合成などのためにP，Mg，ビタミンB₁の必要性が高まるため，これらの欠乏が生じる．

血症）により重篤な合併症をきたす病態」と定義される（Mechannaら，2008）．

　すなわち，低栄養・飢餓状態に置かれた個体では，蛋白の異化・糖新生が亢進している．この状態では体重は減少し，体内の水分・ミネラル・ビタミン（特にVB₁：チアミン）は欠乏している．そこに，急にグルコース・アミノ酸などの投与を行うと，膵臓から多量のインスリンが分泌され，それを受けて細胞内にグルコース・Kが急速に移行する．

　細胞内では，エネルギー産生・蛋白合成が活性化し，それに呼応してP，Mgなどが細胞内に移行，ビタミンB₁が消費される．これらの結果，低P，K，Mg血症・ビタミンB₁欠乏などが生じ，心不全・Wernicke脳症・浮腫などの症状を招くことがある．

　新生児領域でも，著しい胎児発育遅延（fetal growth restriction：FGR）

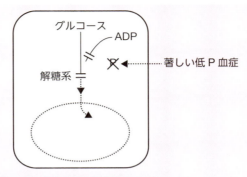

図 1-35 低 P 血症が著しいと ATP 産生が障害される
見落とされがちな低 P 血症だが，P の枯渇はエネルギー産生を著しく阻害してしまう．

の末に出生した SGA 児に，生後間もなくから，Aggressive Nutrition を開始すると，低 P 血症を生じる危険性があると考えられるようになってきた．Refeeding syndrome のマーカーとしては低 P 血症が最も重要であるため (O'Connor ら，2013)，Aggressive Nutrition を行う際には血清 P のモニタリングが必要である．

文献

1) 河井昌彦．糖原病．新生児医学．金芳堂，pp122-126, 2015 (a).
2) 河井昌彦．高ガラクトース血症．新生児医学．金芳堂，pp126-130, 2015 (b).
3) 内藤悦雄．高乳酸・ピルビン酸血症．小児疾患診療のための病態生理 2 第 4 版．小児内科 vol41 増刊号，東京医学社，pp369-375, 2009.
4) 大竹明．乳酸・ピルビン酸．小児科臨床ピクシス 23．見逃せない先天代謝異常．中山書店，pp90-92, 2010.
5) 中屋 豊ら．リフィーディング症候群．四国医誌 2012; 68: 23-28.
6) Mehanna HM, et al. Refeeding syndrome: what it is, and how to prevent and treat it. BMJ 2008; 336: 1495-1498.
7) O'Connor G, et al. Refeeding hypophosphatemia in adolescents with anorexia nervosa: a systemic review. Nutr Clin Pract 2013; 28: 358-364.

第2章 蛋白質

 蛋白質・アミノ酸に関する基礎知識

　早産児の栄養を考える上で,「蛋白質・アミノ酸が重要だと広めたことがAggressive Nutritionの最も大きな功績である」といって過言ではあるまい.筆者も,極低出生体重児に対して,日齢0からアミノ酸の経静脈的投与を開始することは極めて重要と考えており,日々実践しているが,その投与量のあり方に関しては,疑問に感じることが少なくない.

　そこで,何をどう疑問に感じるか？　アミノ酸代謝について考えてみる.

● 蛋白質とは？　アミノ酸とは？

　「蛋(タン)」とは「卵」のことで,「蛋白」とは「卵白」を意味するそうだ.卵白は蛋白質が豊富なので,卵白に多く含まれる物質という意味で蛋白質と呼ばれるようになったとのことだ.なお,「蛋白質」の表記は栄養学分野では平仮名の「たんぱく質」,生物学では片仮名の「タンパク質」が使われる傾向にあるらしい.

　さて,蛋白質は20種類のアミノ酸によって構成されている.わずか20種類のアミノ酸からなぜ,無数にある多様な蛋白質が生み出せるのか？　と疑問に思われるかもしれないが,アミノ酸がn個の蛋白質は20^n種類存在する.これでは,ピンとこないかもしれないが,n＝7でも20^7＝12億8千万種類となり,n＝100ともなれば,20^{100}…もはや簡単には計算できないレベルの多様性を有することになるのだ(河井,2013).

　そして,アミノ酸である.百科事典によると,分子内にアミノ基を持つカルボン酸とある.すなわち,分枝内にカルボキシル基とアミノ基の両者を持つ物質ということになる.

1 蛋白質・アミノ酸に関する基礎知識

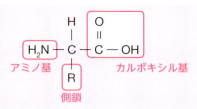

図2-1 アミノ酸の構造
分子内にアミノ基とカルボキシル基の両者を有し，側鎖（R）を有するのがアミノ酸である．アミノ酸の多様性は側鎖の違いによる．

▶ 必須アミノ酸とは？

　蛋白の合成を必要とする全ての生物にとって，蛋白質の構成要素となる20種類のアミノ酸は極めて重要である．植物や微生物は20種類すべてのアミノ酸を体内で合成することができるが，ヒトは進化の過程で，9種類のアミノ酸の合成系を放棄してしまった．

　これは，新たに高度な機能を獲得するためには従来備わっていた機能の一部を放棄するほかなかったからだろう．このように，生体内で合成することができなくなってしまった9種類のアミノ酸を必須アミノ酸と呼ぶ．

　必須アミノ酸はバリン，ロイシン，イソロイシン，スレオニン，フェニルアラニン，トリプトファン，リシン，ヒスチジン，メチオニンである．

　さて，必須アミノ酸は体内では合成できない．そこで，9種類のうちのわずか1種類でも不足してしまうと，蛋白合成が進まなくなってしまう．このことを端的に言い表した言葉が「桶の理論」である．桶の羽目板が1枚でも短いと，その桶

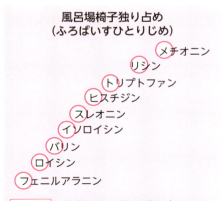

図2-2 必須アミノ酸の覚え方
巷で比較的流行っている「ごろ合わせ」です．

49

第 2 章　蛋白質

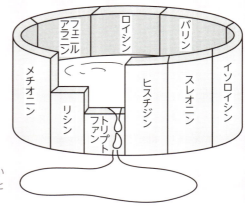

図 2-3　桶の理論
桶の理論とは桶の羽目板の一番短いところまでしか，水が張れないことを意味する言葉である．

には一番短い板のところまでしか水を張ることができないという意味である．アミノ酸はバランスよく摂取することが重要と言い換えることができるのだ．

▶ アミノ酸プール　〜異化と同化〜

　生体内の全ての組織は絶えず分解・修復され，生まれ変わっている．もちろん生体の構成蛋白質もその例外ではない．体内の全ての細胞は不要な蛋白質を加水分解する酵素を有しており，成人では約 300g/日の蛋白質が分解されている（菅原，2010）．ただし，毎日 300g/日の蛋白質を摂取することは不可能なので，分解された古い蛋白質も新たな蛋白の合成にまわされている．このような生体内の蛋白質の動態を考える上で重要な概念がアミノ酸プールである．

　アミノ酸の代謝，すなわち同化・異化に大きな影響を及ぼすのが各種ホルモンである．同化を促進するホルモンの代表がインスリン・成長ホルモン・男性ホルモンであり，異化を促進するホルモンの代表が甲状腺ホルモン・コルチゾール（副腎皮質ホルモン）である．

1 蛋白質・アミノ酸に関する基礎知識

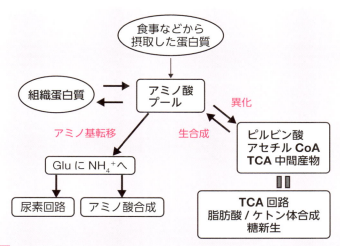

図 2-4　アミノ酸プール
アミノ酸は蛋白へと同化される一方，脂肪酸・ケトン体・グルコースの産生にも向かう．また，TCA 回路に入ってエネルギー産生系にも入る．このような多様な変換を可能にするのが『アミノ酸プール』の存在である．

● アミノ酸の代謝　〜重要だけど厄介な窒素〜

　アミノ酸の最も重要な特徴は窒素を有することだが，窒素は異化されるとアンモニアに変換されてしまう．アンモニアはヒトにとって有毒なので，これを無毒化する必要がある．窒素を無毒化するためのアミノ酸の代謝過程は，①アミノ基転移反応，②酸化的脱アミノ反応，③尿素回路の3つである．

アミノ基転移反応

　アミノ酸の異化作用の第1段階はアミノ酸のアミノ基の除去である．この反応を触媒するのがトランスアミナーゼという酵素で，最終的に全てのアミノ酸はグルタミン酸に集められる．トランプの「ババ抜き」に例えると，「ババの札」がアミノ基で，最後に負けるにはいつも「グルタミン酸」ということになる．

第2章　蛋白質

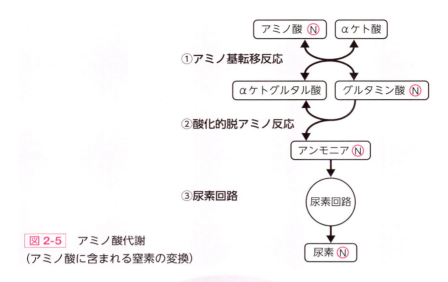

図 2-5 アミノ酸代謝
（アミノ酸に含まれる窒素の変換）

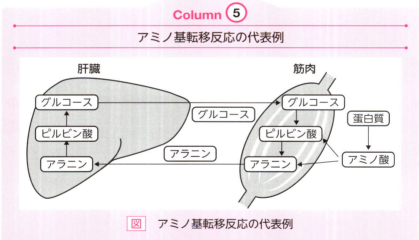

Column ⑤
アミノ基転移反応の代表例

図　アミノ基転移反応の代表例

　グルコースアラニン回路は糖代謝の項でも述べたが，肝臓でアラニンをピルビン酸に変換する反応もアミノ基転移反応の1つである．
　この反応は「アラニン＋αケトグルタル酸→ピルビン酸＋グルタミン酸」であり，これを触媒する酵素がアラニン・アミノ・トランスフェラーゼ（ALT）である．ALTが肝臓に局在しており，肝細胞が障害された際に，血中に放出される…というのはあまりに有名な話である．

1 蛋白質・アミノ酸に関する基礎知識

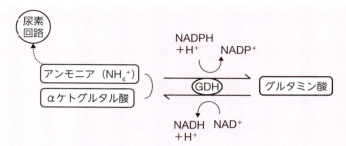

図 2-6 酸化的脱アミノ化

グルタミン酸デヒドロゲナーゼは、グルタミン酸 ⇌ αケトグルタル酸を相互に変換する酵素である。αケトグルタル酸をグルタミンに変換する際には、他のアミノ酸からアミノ基をグルタミン酸に転移する働き（アミノ基転移反応）があるが、グルタミン酸をαケトグルタル酸に変換する際は酸化的脱アミノ化と称される。

酸化的脱アミノ反応

酸化的脱アミノ反応は、グルタミン酸のアミノ酸を酸化的に除去する反応だが、これには大きな意味がある。

ⓐ アンモニウムイオンを遊離し、尿素回路へと運ぶ。

ⓑ αケトグルタル酸に戻すことによって、次のアミノ酸のアミノ基の回収にあたったり、TCA 回路を回したりする。

尿素回路

有毒なアンモニアを無毒化して尿素に変換するのが肝臓に存在する尿素回路の仕事である。肝臓で産生された尿素は腎臓に運ばれ、尿として排泄される。

魚はアンモニアのまま尿として排泄することができるため、尿素回路を持っていないそうだ。すべてのアンモニアを尿に排泄するには多量の尿が必要となるが、魚は水の中に住んでおり、どんなに尿量が多くても脱水になることがないため、そんなことが可能なのである。もし、ヒトが尿素回路を持たず、すべてアンモニアの形で尿から排泄するとしたら、すぐに脱水で死んでしまう。ヒトは陸に上がったおかげで、尿素回路を回すという宿命を背負わされてしまったのだ。

図にも示したように、アミノ酸は異化されエネルギーを産生する際に尿

第2章 蛋白質

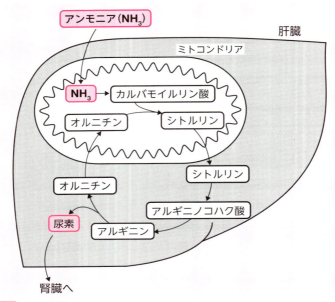

図 2-7 尿素回路

$HCO_3^- + NH_4^+ + 3ATP \rightarrow$ 尿素 $+ 2ADP + AMP + 4HOPO_3^{2-} +$ フマル酸
尿素回路では，4つの高エネルギーリン酸結合を切断する．

素回路でエネルギーを消費する．そのため，アミノ酸はあまり効率の良いエネルギーとは言えないのである．

▶ 窒素バランス（nitrogen balance）

アミノ酸が窒素を含むことが，糖質・脂質との最も大きな違いであるが，体内の蛋白質を評価する方法に窒素バランス法がある．窒素バランス法は，食事などからの窒素摂取量と尿・便などからの窒素排泄量の差を計算し，それによって蛋白質の生合成の程度を推定する方法である．

単純に言うと，窒素バランスが正の状態は，窒素の摂取量が排泄量を上回り，摂取したアミノ酸が蛋白合成に回されている「同化」状態にあることを意味する．一方，窒素バランスが負の状態は，窒素の摂取量が排泄量より少ない状態，すなわち体蛋白が崩壊している「異化」状態にあることを意味し

ている．

　胎児・新生児期〜小児期は成長期であり，窒素バランスが正となり蛋白合成優位の状態が維持されることが望まれるのは言うまでもない．一方，重篤な病態（重症感染・外科的手術後など）では，窒素バランスが負に傾きがちになる．

🔵 肝臓で代謝を受けるアミノ酸 vs. 筋肉で代謝を受けるアミノ酸

　主として肝臓で代謝を受けるアミノ酸には，チロシン・メチオニン・フェニルアラニン・オルニチン・γアミノ酪酸（GABA）があるが，主として筋肉で代謝を受けるアミノ酸にはロイシン・バリン・イソロイシンが挙げられる．このため，肝不全に陥って，肝代謝が障害されると前者が代謝されず，その血中濃度が上昇する．一方，肝障害の影響を受けない筋代謝はむしろ亢進するため，後者の血中濃度は低下する．その結果，フィッシャー比（＝芳香族アミノ酸／分枝鎖アミノ酸）は低下する．

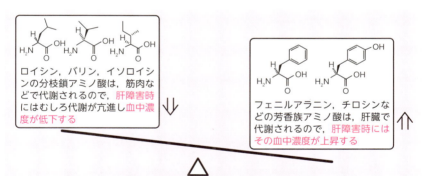

図 2-8　Fischer 比は肝障害時に低下する

▶▶ プレアミン P の組成の特徴は？

プレアミン P の成分をみると（200mL 中）
- ロイシン 3200mg
- イソロイシン 1600mg
- アルギニン 2000mg
- バリン 1200mg
- リジン　1354mg

分枝鎖アミノ酸が上位5位中3種を占めており，肝臓に優しいアミノ酸組成になっていることがわかる．

▶ 高アンモニア血症・高アンモニア脳症

アンモニアの毒性が高いというのは有名だが，アンモニア脳症の機序について少し触れておこう．

高アンモニア血症に陥ると，アンモニアは脳血液関門（BBB）を通過し，脳内のアンモニア濃度が上昇する．高アンモニア状態では，グルタミン酸デヒドロゲナーゼ（GDH）はアンモニアを減少させる方向，すなわちグルタミン酸を合成する方向に反応を進めるが，その結果，αケトグルタル酸が枯渇してしまう．αケトグルタル酸はTCA回路の中間代謝物として重要なので，これが枯渇するとTCA回路が回らなくなり，エネルギー産生不足に追い込まれてしまう．

またアンモニアが過剰に産生された時に，これを無毒化するのが，グルタミン・シンテターゼ（グルタミン合成酵素）である．これが働くことによってグルタミンが産生されるが，その一方でグルタミン酸が枯渇する．グルタミン酸は神経伝達物質であるGABAの前駆体でもあり，GABAも枯渇し，神経伝達も低下することとなる．また，細胞内のグルタミン濃度が上昇すると細胞内浸透圧が上昇し，脳浮腫をきたす．

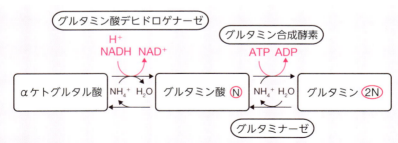

図 2-9 高アンモニア血症時の代謝

グルタミン酸デヒドロゲナーゼ・グルタミンシンテターゼ・グルタミナーゼは両方向性への反応を触媒する酵素だが，アンモニアが過剰にあるときはその平衡は図の右方向へ大きく傾くこととなる．

1　蛋白質・アミノ酸に関する基礎知識

このように，過剰なアンモニアを処理するために，TCA回路・神経伝達物質を犠牲にするとともに，脳浮腫を招くという代償を払うこととなるのが，高アンモニア脳症の病態生理である．

❶ 高アンモニア血症をきたす病態

高アンモニア血症は，尿素回路で処理できないアンモニアの血中濃度上昇が最も重要な原因だが，高アンモニア血症をきたすのは尿素回路異常症だけではない．そこで，体内で，高アンモニア血症となる病態について考えてみよう．

アンモニアが高値となる病態は大きくは「アンモニアの過剰産生」と「アンモニア処理機構の異常」の2つに分類できる．

アンモニアの過剰産生

①蛋白質・アミノ酸の過剰摂取

　　例 早産児に過剰なアミノ酸を投与など

②蛋白質・アミノ酸の異化亢進

　　例 急性感染症などに罹患した上に栄養（特に糖質・脂質）が不足した場合など

③腸内細菌による産生亢進

　　例 便秘によって，腸で産生されるアンモニアの排泄が滞った場合（このため，高アンモニア血症の際に，ラクツロースなどで，便の排泄を促進する）など

アンモニア処理機構の異常

①肝臓におけるアンモニア代謝，とりわけ尿素回路の作用

　　例 尿素回路異常症・肝機能障害など

②腸管などで産生されたアンモニアを肝臓に取り込む機能

　　例 門脈体循環シャントなど

③腎臓でのアンモニア・尿素の排泄

　　例 腎不全など

第2章　蛋白質

❷ 新生児期の高アンモニア血症

　健康成人の血中アンモニア濃度は，15〜60μg/dL に維持されており，100μg/dL を超えると，食欲不振・嘔気嘔吐・不眠・興奮・性格の変化などの種々の症状が出現する．一方，新生児とりわけ早産児では，呼吸窮迫症候群や動脈管開存症などの合併症を有する場合，150〜200μg/dL 程度まで上昇することは稀ではない．

　そこで，100〜200μg/dL 程度の高アンモニア血症は，非特異的なものか，直ちに対処すべきか，慎重に判断する必要がある．

　新生児においても，通常血中アンモニア値が 200μg/dL を超えると痙攣や意識障害が出現，400μg/dL を超えると呼吸抑制・昏睡といった重篤な症状が出現し，かつそれが持続すると中枢神経系の不可逆的な障害をもたらすため，早急な対処が必要となる．

　尿素サイクル異常症は通常生後 24 時間以内に発症することはなく，また代謝性アシドーシスを伴うこともない．軽度〜中等度の高アンモニア血症は肝障害・敗血症・全身性単純ヘルペス感染症・仮死など様々な病態で見られる．ただし，重篤な肝細胞壊死でもアンモニアが 500μmol/L を超えることは稀であり，これ以上の高アンモニア血症は新生児一過性高アンモニア血症（transient hyperammonemia of the newborn：THAN）・有機酸代謝異常症・尿素サイクル異常症のいずれかである．

新生児一過性高アンモニア血症（THAN）

　新生児とりわけ早産児にみられる一過性高アンモニア血症で，尿素回路などに特定の異常が見出せない病態として知られている（Hudak ら，1985）．一過性であれ，アンモニアの異常高値は中枢神経系に障害をきたす恐れがあるため，血液透析などによってアンモニア濃度を下げる必要がある．

尿素回路異常症

　尿素回路のいずれかの段階を司る酵素が障害された病態が尿素回路異常症である．

　胎児期に高アンモニア血症にはならず，通常出生 24 時間以降に高アン

58

1 蛋白質・アミノ酸に関する基礎知識

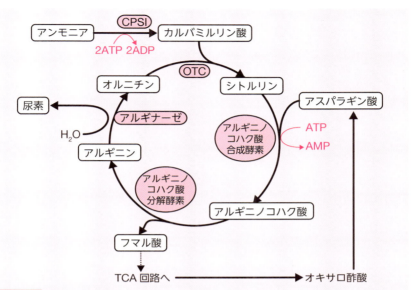

図 2-10 尿素回路
尿素回路の概略を示す．大雑把にいうと，アンモニアとアスパラギン酸からでた窒素を尿素に変換する機構が尿素回路（尿素サイクル）で，ミトコンドリアと細胞質の両者にまたがって行われることも重要なポイントである．

モニア血症を呈するようになる．最も頻度が高いのは，オルニチントランスカルバミラーゼ（OTC）欠損症で，X染色体劣性遺伝形式をとり，本邦での発症頻度は8万人に1人とされる．男性に重症例が多く，新生児期発症の重症例のほとんどは男児例である．一方，X染色体劣性遺伝形式をとるが，女性の発症例も数多く報告されている点にも注意が必要である．

なお，OTC欠損症より頻度は低いが，カルバミルリン酸（CPSI）合成酵素欠損症・シトルリン血症（＝アルギニノコハク酸合成酵素欠損症）・アルギニノコハク酸尿症（＝アルギニノコハク酸分解酵素欠損症）・アルギニン血症（＝アルギナーゼI欠損症）など，OTC欠損症以外の尿素回路異常症はすべて常染色体劣性遺伝形式をとるため，男女ともに新生児期から発症しうる（三渕ら，2009）．

第2章 蛋白質

③ 高アンモニア血症の治療薬

アルギニン

アルギナーゼ欠損症（投与禁忌）や尿素サイクルの完全酵素欠損症の患者では十分な効果が得られないが，尿素回路の機能が若干でも残っている場合には，アルギニンを供給することで，残存機能が活性化され，尿素回路の回転が良くなる．

フェニル酪酸ナトリウム

フェニル酪酸ナトリウムは，生体内でフェニル酪酸となり，尿素サイクルと異なる代替経路によってグルタミンを尿中に排泄させることで，血中アンモニアの上昇を抑制する作用がある．具体的には，フェニル酪酸がグルタミンと結合してフェニルアセチルグルタミンを生成し，これが腎臓から排泄されるのである．

本剤は 1996 年には，尿素回路異常症の治療薬として米国で承認・販売開始されたが，本邦での認可は遅く，2012 年ようやく製造販売が承認されるに至った．

▶ アミノ酸分析を出す時・読む時の注意点

小児科医・新生児科医がアミノ酸分析を提出する時は，おそらくほとんどの場合，アミノ酸代謝異常がないか？　と慌てている時だと思う．しかし，そんな時こそ冷静になって，アミノ酸分析の落とし穴にはまらないよう注意しなければならない．

まず，検査を提出する時に注意すべきは以下のポイントである．

▶▶ 血液と尿を必ず同時に採取する．

　✧ 尿細管機能異常で，尿からアミノ酸が漏れているのか？

　✧ 血中アミノ酸が高値となったために，尿からアミノ酸が出て行っているのか？

▶▶ 検体は採取後すぐ氷冷し検査室へ．時間がかかる場合は早急に遠心しておく．

　　　　　　　　　　　　　　1　蛋白質・アミノ酸に関する基礎知識

▶▶ 通常は急性期の検体で評価．平常時のデータとしては早朝空腹時が
　良い．
▶▶ 高アンモニア血症のスクリーニングには食後が良い．

次に，検査結果を読む時に注意すべきは以下のポイントである．
▶▶ 検体の不備による変化がないか？
　　✧ 溶血による変化，室温放置による変化など
　　✧ 尿検体の場合は便の混入による変化
▶▶ 非特異的な病態に起因する変化はないか？
　　✧ 肝障害，栄養障害，食事の影響など
　　✧ 高アンモニア血症，高乳酸血症など
▶▶ 特異的な病態の変化があるか？
　　✧ アミノ酸代謝異常症，有機酸代謝異常症などの特有の変化を読み
　　　取る

溶血による変化
- 溶血すると，赤血球内に多く含まれるアミノ酸【タウリン・グルタミン
　酸・アスパラギン酸】の濃度が上昇する．
- 溶血すると赤血球内に存在する酵素「アルギナーゼ」が働くため，アル
　ギニンが低下し，オルニチンが上昇する．

室温放置による影響
- 代謝によって低下するアミノ酸【システイン・ホモシステイン・グルタ
　ミン】がある．

食事の影響
- タウリン強化ミルクを飲んでいると，タウリンが高値となる．
- 高蛋白食では，チロシン・メチオニンが高値となることがある．
- 嘔吐・飢餓があると異化が亢進し，筋肉に多く含まれる分枝鎖アミノ酸
　（ロイシン・バリン・イソロイシン）が高値となる．

第2章　蛋白質

肝障害の影響

- 肝臓で代謝を受けるアミノ酸【チロシン・メチオニン・フェニルアラニン・オルニチン・GABA】高値となり，一方，筋肉で代謝を受けるアミノ酸【ロイシン・バリン・イソロイシン】が低値となる．

高アンモニア血症の影響

- アンモニアの最終貯蔵庫であるグルタミンの濃度が上昇する．

尿アミノ酸の注意点

- 細菌が繁殖すると尿中セリンが低下する．
- 便が混ざると尿中ハイドロキシプロリンが検出されることがある．
- 6ヵ月以下では尿中に比較的多量にプロリン・ハイドロキシプロリン・グリシンが排泄されやすい．

以上のような非特異的なアミノ酸の動きを見てから，特異的なアミノ酸代謝異常に目を向けるのが良いだろう．

● 新生児マススクリーニング

タンデムマス・スクリーニングが普及し，新生児マススクリーニングの対象疾患が大幅に増えた．タンデムマス法では，アミノ酸とアシルカルニチンを測定しており，前者が尿素回路異常症を含むアミノ酸代謝異常症，後者が有機酸代謝異常症，脂肪酸代謝異常症のスクリーニングに寄与している．ここでは，タンデムマス法について解説する．

試料に高電圧などのエネルギーを与えることでイオン化させ，質量電荷比（質量を電荷数で割った値）に応じて分離・検出する計測器（＝質量分析計）を2台直列（＝タンデム）に結合させた装置を用いる計測方法をタンデムマス法と呼ぶ．

従来のガスリー検査では，1つの検査で1つの物質を測定していたが，タンデムマス法は1回の計測で，多数の物質を同時に測定できることが特色である．具体的には，タンデムマス法では，アミノ酸とアシルカルニチンの

測定により，20種類を超える対象疾患を同時にスクリーニングすることができるのだ（河井，2013）．

なお，カルニチンについては，脂質代謝の項（▶p93-94）で詳しく述べる．

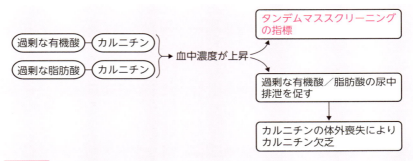

図 2-11　カルニチン
カルニチンは有機酸・脂肪酸と結合する性質（＝アシルカルニチンを形成する性質）を有するため，生体内に，異常な有機酸・脂肪酸が多量に産生されると，その物質とカルニチンが結合した物質（＝アシルカルニチン）が増加する．この物質をタンデムマス法で測定することによって，どんな物質が過剰に産生されているか？　が分かるのだ．

文献

1) 河井昌彦．蛋白質の重要性と多様性．イラストで見る診る学ぶ新生児の栄養・代謝．メディカ出版，pp86-87，2013．
2) 菅原二三男監訳．マクマリー生物有機化学　生化学編　第3版．丸善，p899，2010．
3) Hudak ML, et al. Differentiation of transient hyperammonemia of the newborn and urea cycle enzyme defects by clinical presentation, J Pediatr 1985; 107: 712-719.
4) 三渕浩ら．尿素サイクル異常症．小児疾患診療のための病態生理2　第4版．小児内科2009年41巻増刊号，東京医学社，pp359-364，2009．
5) 河井昌彦．カルニチン．イラストで見る診る学ぶ新生児の栄養代謝．メディカ出版，pp154-155，2013．

第2章　蛋白質

2　胎児期のアミノ酸代謝

胎児期の成長とアミノ酸

　胎盤は母体の血中アミノ酸を能動輸送で胎児に送っている．このため，胎児の血中アミノ酸濃度は母体血より1.5〜2倍高値となる．その結果，ヒト胎児が妊娠中期以降受け取るアミノ酸は少なくとも3.0〜3.5g/kg/日に達している（Chrisら，2016）．

　臍帯動静脈のアミノ酸濃度を比較した検討から，ほとんどすべてのアミノ酸は臍帯静脈の濃度の方が高い．唯一，臍帯動脈濃度の方が高いアミノ酸があり，これがグルタミン酸である（Brownら，2017）．第1項で詳しく述べたように，グルタミン酸は他のアミノ酸とは異なるからだ．

　グルタミン酸は，他のすべてのアミノ酸のアミノ基を集めてアンモニアとして排泄するという重要な役割を担っている．胎児がこのグルタミン酸を母体に送っているということは，胎児は廃棄すべきアミノ基をグルタミン酸という形で母体に送り，母体がグルタミン酸から遊離されるアンモニアを処理していることを意味している．また，臍帯動脈血中アンモニアも臍帯静脈より高値だと報告されている（Jozwikら，2005）．すなわち，胎児だけでは処理しきれないアミノ基・アンモニアの処理（＝無毒化）を母体に委ねていると考えられる．

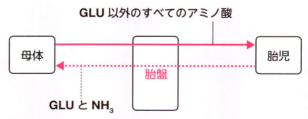

図 2-12　Glutamate の胎児胎盤間輸送
胎盤は母体のグルタミン酸以外の全てのアミノ酸を胎児に向けて輸送している（→）が，グルタミン酸だけは胎児→母体への移送が優っている．また，アンモニアも胎児→母体の方向に移送されている（◀┄┄）．

64

尿素回路異常症の胎児が出生直前まで高アンモニア血症を呈さない事実が，胎児がグルタミン酸・アンモニアを母体に移送して，処理してもらっていることの臨床的意義を物語っている．

ところで，ヒト胎児は妊娠中期以降 3.0〜3.5g/kg/日ものアミノ酸を受け取っているが，これは蛋白合成には余る量であり，このうち約 1/3〜1/2 程度のアミノ酸はエネルギーとして利用されている（Johannes ら，2014）．そこで，エネルギー源としてのアミノ酸について考えてみよう．

▶ エネルギー源としてのアミノ酸

非蛋白カロリー（non-protein calorie：NPC）/ 窒素（N）比の概念

一般に糖質は 4kcal/kg，脂質は 9kcal/g，蛋白質は 4kcal/g のエネルギーになるとされている．しかし，蛋白質の投与量や栄養のバランスを考える際に NPC/N 比という言葉を聞いたことがあるだろう．

NPC/N 比とは「投与されたアミノ酸以外の栄養（＝糖質＋脂質）を投与されたアミノ酸の窒素量で割った数値」である．なぜこんな計算をするかというと，アミノ酸は脂質・糖質からのエネルギー供給がないと蛋白質に同化されないためである．NPC/N 比の値には種々意見があるが，一般的には 150 倍以上が目安とされている．

裏を返せば，NPC/N 比を考える必要があるということは，アミノ酸の異化で得られたエネルギーで，アミノ酸の同化は期待できないことを意味している．すなわち，アミノ酸はエネルギー源としては効率が良くないのだ．

低炭水化物ダイエット

巷で話題の「低炭水化物ダイエット」だが，その根本は「蛋白質はいくら摂っても良いが，糖質を制限すればやせることができる」という考えだ．その健康に及ぼす影響に関する議論はさておき，蛋白質を多量に摂取しても太らないのは，蛋白質がエネルギー源として効率が良くないからという事実を如実に証明している．

第2章　蛋白質

Column ⑥
C/N比（カロリー / 窒素比）

かつてカロリー窒素比（C/N比）という概念があった．すなわち，アミノ酸投与の指標としてC/N比を200以上に保つようにするべきだと．しかし，Aggressive Nutritionの隆盛とともに，早産児の栄養を考える際に，C/N比は考えなくて良いといった考えが出てきた．カロリー窒素比は以下の式で計算する．

NPC/N比　＝　非蛋白カロリー窒素比

$$\frac{(総エネルギー量)-(蛋白によるエネルギー量)}{蛋白質重量\times 0.16}$$

その意味は

> 蛋白質が全てエネルギー源として使用されず，他の蛋白合成に寄与したと仮定した場合に，他の栄養素（糖質・脂質）から得られるエネルギー量

> 蛋白質（g）の分子構造の中に含まれる窒素の重さの平均値は16%（＝0.16）なので，これを掛けた値．すなわち，蛋白に含まれる窒素量

であり，この値は，エネルギーをエネルギーとして適切に，蛋白質を蛋白質として適切に有効に使用するために重要な指標とされていたのである．

C/N比は，成人においては以下の図のように考えられてきた．

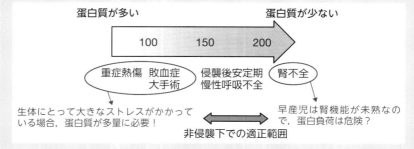

かつては，早産児は腎機能が未熟性なため，C/N比を高くしなければ危険と考えられてきたが，安全性はかなり高いことが分かってきた．しかし，やはり，早産児においても，C/N比の概念は重要だと考えられる．

2 胎児期のアミノ酸代謝

▶ 胎児はなぜ，同化に必要以上のアミノ酸を受け取っているのか？

　さて，話を胎児期の栄養に戻そう．ヒト胎児は妊娠中期以降 3.0～3.5g/kg/日ものアミノ酸を受け取っているが，これは蛋白合成には余る量であり，このうち約 1/3～1/2 程度のアミノ酸はエネルギーとして利用されているという話だ．

　胎児は，一般に栄養源として効率の良くないアミノ酸をなぜ，成長のためのエネルギーとして利用しているのか？　である．これには，胎児特有のアミノ酸代謝の様式が関係していると考えられる．すなわち，アミノ酸を異化してエネルギー（ATP）を産生すると，アンモニアを生じる．これをヒトは尿素回路で無毒化する必要があるが，この過程はエネルギーを消費する系である．つまり，アミノ酸の無毒化まで考えるとアミノ酸は効率の良いエネルギーとは言えないのである．

　しかし，先ほど述べたように，胎児はアンモニアの処理の多くを母体に依存しているため，尿素回路でエネルギーを消費する必要がないのだ．このように考えると，なぜ胎児だけはアミノ酸を効率の良いエネルギーとして利用することができるのかが理解できる．

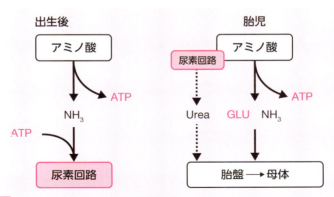

図 2-13　出生前後のアンモニア代謝の違い
出生後はアミノ酸を異化して得た ATP の多くを尿素回路で消費してしまうが，胎児はグルタミン酸・アンモニアを母体に移行させることによってエネルギー消費を抑制している．このため，胎児にとってアミノ酸は効率の良いエネルギー源となりうる．

第２章　蛋白質

　また，桶の理論で記したように，必須アミノ酸は１つでも欠けると蛋白合成に支障をきたしてしまうため，余裕を持ったアミノ酸プールを作っておく必要がある．おそらく，このようなリスクを回避する目的で，胎児は過剰な量のアミノ酸を母体から受け取り，必要量を同化に回し，残りを異化に回しているのだろう．

文献

1) Chris HP, et al eds. Defining Protein Requirements of Preterm Infants by Using Metabolic Studies in Fetuses and Preterm Infants. Protein in Neonatal and Infant Nutrition: Recent Updates. Nestle Nutr Inst Workshop Ser, 2016, vol 86, pp 139-149.
2) Brown LD, et al. Fetal requirements and placental transfer of nitrogenous compounds. Polin RA, et al., eds Fetal and Neonatal Physiology 5th ed. 2017, pp444-458.
3) Jozwik M, et al. Maternal and fetal blood ammonia in normal term pregnancies. Biol Neonate 2005; 87:38-43.
4) Johannes B. Amino Acids and Proteinsvan Goudoever et al. Koletzko B, et al (eds): Nutritional Care of Preterm Infants: Scientific Basis and Practical Guidelines. World Rev Nutr Diet. Basel, Karger, 2014, vol 110, pp 49-63.

3　早産児とアミノ酸

▶ 日齢 0 からアミノ酸を投与することの意義

　かつては，「早産児は肝機能が未熟なので生後早期にはアミノ酸は投与せず，しばらく糖質と電解質のみで点滴する」というのが新生児医療の常識だった．しかし，Aggressive Nutrition の概念が導入され，その常識は覆されることとなった．

　胎児は，胎児期を通して成長を続けているが，特に妊娠第 3 半期は臓器の成熟・出生後の環境変化に応じるための機能分化が重要な時期である．このため胎児は日々，機能性蛋白質の合成，すなわちアミノ酸から蛋白質の合成を活発に行っている．その途上で出生してしまうのが早産児である．

　出生後数日間は 100〜120Kcal/kg/日といった栄養を得ることは難しく，容易に栄養不足・異化状態に陥ってしまう．しかし，胎児期にせっかく合成した蛋白質を切り崩さざるを得ない状況は，出生してしまった児にとって大きな痛手であり，脳を初めとする重要臓器の成長に障害をきたす原因となりうることに疑いはない．

　そこで，早産児に対して，出生後直ちに経静脈的にアミノ酸を投与することの有効性が唱えられるようになった．出生後直ちに，十分量の糖質とともにアミノ酸の投与を開始することで，出生後早期の体蛋白の崩壊を食い止めようという考えである．

　日齢 0 から投与開始したアミノ酸が実際に蛋白合成に回されている（Chris ら，2007），日齢 0 からのアミノ酸投与が窒素バランスを正にしたといった報告がいくつもなされており（Scott ら，2007），早産児に対する生後早期からのアミノ酸投与の有用性を疑う者はほとんどいなくなったと言って良いだろう．

　すなわち，「早産児は未熟だからアミノ酸の処理はできない」といった昔の考えは間違っていたことが証明されたのである．

▶ 早産児に必要な（適切な？）アミノ酸量は？

早産児に対するアミノ酸投与の有効性は広く支持されているが，アミノ酸の至適投与量に関しては未だ定まっておらず，議論が進行中である．

Lucas らは，早産児に対して高蛋白ミルクを投与することで，学齢期および思春期の発達予後・学習能力が向上すると報告した（Lucas ら，2009）．この結果は Aggressive Nutrition の効果を示すものとして，新生児科医の心を捉え，一気に Aggressive Nutrition が世界中に広まった．しかし，その後これらの論文に対しては批判的な意見が多数出され，現在必ずしもその結果が信頼されているとは言い難い．

近年，かつてに比べると多量の蛋白質（3g/kg/日以上）を投与するようになったが，以前の報告と比較しても，精神運動発達は決して改善していない（Cester ら，2015；Fenton ら，2014；Blanco ら，2012）という報告もあり，Aggressive Nutrition が発達予後の改善に有効だという効果そのものに対して否定的な意見も出ている．

少なくとも，窒素バランスに対する Positive な結果を考えると，日齢 0

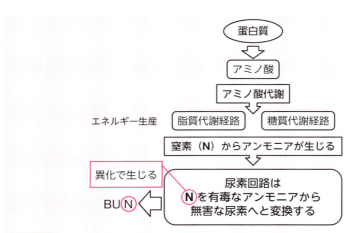

図 2-14 アミノ酸がエネルギー源として利用される時（異化）
BUN そのものは有害物質ではないが，BUN が上昇しているということは，アミノ酸が異化されていることを意味する．

3 早産児とアミノ酸

からのアミノ酸投与は実施すべきと考えるが，アミノ酸投与量に関しては慎重に議論する必要があるだろう．以下にアミノ酸投与量に関する基礎的な論文を紹介する．

> 日齢0から種々の量のアミノ酸を投与して，窒素バランスを見た研究によると，体重1kgあたり1.0gのアミノ酸を投与した研究では概ね窒素バランスが0に近づくと報告されている（Scottら，2007）．一方，同2.4gのアミノ酸を投与した研究では，窒素バランスは正となると報告されている（Hesterら，2013）．

これらの検討から，早産児へのアミノ酸投与は少なくとも1g/kg/日以上は必要ということとなる．しかし，一体どのくらいのアミノ酸投与量が有効アミノ酸なのだろうか？

> アミノ酸2.4gの投与では，すでにBUNがコントロールに比して有意に高値となり，アミノ酸2.4gの投与と3.6gの投与を比較した研究では，窒素バランスには差はないにもかかわらず，後者ではBUNが有意に高値を摂ると報告されている（Hesterら，2013）．

アミノ酸投与によってBUNが上昇するというのは，アミノ酸が異化されアミノ基が遊離されたことを意味する．すなわち，BUNが有意に上昇したということは，少なくとも投与したアミノ酸の一部は同化ではなく，異化に回されたことになる．このように考えると，2.4gのアミノ酸投与はすでに同化の域を超えていることになる．

早産低出生体重児に対するアミノ酸投与量（理論的考察）

- NH_3が上昇するほどAAを投与するのは脳に悪い
- BUNが上昇するほどAAを投与しても，同化できていない証拠
- 1.5～2.5g/kg/日のAAは異化を防ぐために必須

早産低出生体重児に対するアミノ酸投与量（エビデンスに基づく考察）

- 3.5g/kg/日を超えるような高用量のAAが発達予後を改善させるというエビデンスはない
- 高用量のAA負荷はMSのリスクを増すという報告もある
- 体重増加不良・頭囲発育不全と発達障害は関連する

図2-15 早産低出生体重児に対するアミノ酸投与

この図に描いたのは，私なりの解釈だが，これまで記載した事実に基づくと，こう解釈するべきと思うのだが…

第 2 章　蛋白質

　胎児が受け取るアミノ酸は約 3.0〜3.5g/kg/日であり，その半分を同化に残り半分を異化（＝エネルギー産生）にという事実は，胎児の同化に必要なアミノ酸量は約 1.5g/kg/日だということを意味しているのかもしれない．このように考えると，出生後の早産児に対するアミノ酸投与量は 1.5g/kg/日程度なのかもしれない．

▶ 蛋白質摂取の是非についての新たな視点

　近年，「低出生体重児はメタボリックシンドロームのリスクが高い」という考えが注目されている．Developmental Origins of Health and Diseases（DOHaD）という考えだが，とりわけ，出生後早期の栄養の影響が大きいとの意見がある．その急先鋒の一人が Singhal だが，彼らは早産児に対する高蛋白負荷が心血管系のリスクを増すと結論付けている（Singhal ら，2004；Singhal ら，2004）．一方，出生後も低栄養が持続することも，メタボリックシンドロームのリスクを上昇させる要因との意見もあり（Barker ら，2005；Eriksson ら，2007），俄かにどちらが良いとは判断しかねるのが正直なところである．

　これらの議論を踏まえて，早産児の適切なアミノ酸投与量を定める必要がある．

文献

1) van den Akker CH, et al. Albumin synthesis in premature neonates is stimulated by parenterally administered amino acids during the first days of life. Am J Clin Nutr 2007; 86: 1003-1008.
2) Denne SC, et al. Evidence supporting early nutritional support with parenteral amino acid infusion. Semin Perinatol 2007; 31: 56-60.
3) Lucas A, et al. Randomised trial of early diet in preterm babies and later intelligence quotient. BMJ 1998; 317: 1481-1487.
4) Isaacs EB, et al. Early diet and general cognitive outcome at adolescence in children born at or below 30 weeks gestation. J Pediatr 2009; 155: 229-234.
5) Cester EA, et al. Do recommended protein intakes improve neurodevelopment in extremely preterm babies? Arch Dis Child Fetal Neonatal Ed 2015; 100: F243-F247.
6) Fenton TR, et al. Higher versus lower protein intake in formula-fed low birth weight

3 早産児とアミノ酸

infants. Cochrane Database Syst Rev 2014; 4: CD003959.
7) Blanco CL, et al. Impact of early and high amino acid supplementation on ELBW infants at 2 years. J Pediatr Gastroenterol Nutr 2012; 54: 601-607.
8) Vlaardingerbroek H, et al. Safety and efficacy of early parenteral lipid and high-dose amino acid administration to very low birth weight infants. J Pediatr 2013; 163: 638-644.
9) Singhal A, et al. Early origins of cardiovascular disease: is there a unifying hypothesis?　Lancet 2004; 363: 1642-1645.
10) Singhal A, et al. Is slower early growth beneficial for long-term cardiovascular health? Circulation 2004; 109: 1108-1113.
11) Barker DJ, et al. Trajectories of growth among childen who have coronary events as adults. N Engl J Med 2005; 353: 17.
12) Eriksson JG. Epidemiology, genes and the environment: lessons learned from the Helsinki Birth Cohort Study. J Intern Med. 2007; 261: 418-425.

脂質

1 脂質に関する基礎知識

脂質は3大栄養素の1つであり，最も重要なエネルギー源の1つである．ここでは，胎児・新生にとっての脂質が持つ意義について考えてみたい．

▶ 脂質とは？

生化学的には，脂質とは生物体内に存在する長鎖脂肪酸あるいは炭化水素鎖を持つ分子と定義される．脂質は単純脂質・複合脂質・誘導脂質の3種類に分けられ，それぞれ以下のような性質を有する．

①単純脂質
単純脂質はアルコールと脂肪酸の結合物で，トリグリセリドがその代表である．トリグリセリドはエネルギー源として脂肪細胞で蓄積される脂質の中で最も重要な物質である．

②複合脂質
複合脂質はリン酸や糖を含む脂質で，リン脂質・糖脂質・リポ蛋白などがあり，細胞膜の構成成分や情報伝達物質として重要な役割を果たしている．

③誘導脂質
誘導脂質は，単純脂質や複合脂質から加水分解で誘導される化合物で，脂肪酸・ステロイド・コレステロールなどが該当する．身体の構成・エネルギーの貯蔵のほかホルモンなどの生理活性物質として働く．

このように，脂質は単なるエネルギー源としてではなく，生体の構成成分・情報伝達物質などとして，生体に必須の物質なのである．

▶ 脂質酸，グリセリンと中性脂肪

　脂肪酸とは長鎖炭化水素の1価のカルボン酸（炭素が長い鎖状に連なりその端にカルボキシル基がついたもの）のことで，化学式は C_nH_mCOOH で表される．なお，炭素鎖に二重結合・三重結合を持つものを**不飽和脂肪酸**，二重結合・三重結合を持たず，すべて飽和しているものを**飽和脂肪酸**と呼ぶ．

　脂肪酸のグリセリンエステル，すなわち脂肪酸とグリセリンがエステル結合で結合したものが**中性脂肪**である．脂肪酸は酸性だが，グリセリンが結合すると中性になるため，この名称がついている．

　グリセリン（＝グリセロール）は3価アルコール（OH基が3つついたアルコール）で，化学式は $C_3H_8O_3$ である．グリセリンと脂肪酸が結合したものが**アシルグリセリド**，3つの脂肪酸とグリセリンが結合したものが**トリア**

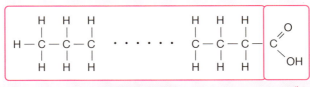

図 3-1　（飽和）脂肪酸
脂肪酸の構造を示す．炭化水素が鎖状につながり，その端にカルボキシル基がついている．

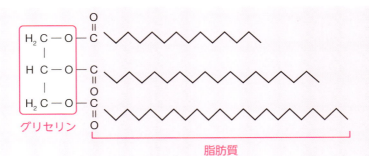

図 3-2　トリグリセリド
トリグリセリドの構造を示す．3つの脂肪酸がグリセリンと結合している．

第3章　脂　質

シルグリセロール（＝トリグリセリド），2つの脂肪酸とグリセリンが結合したものがジグリセリド，1つの脂肪酸とグリセリンが結合したものをモノグリセリドと呼ぶ．

▶ 中鎖脂肪酸と長鎖脂肪酸の違い

脂肪酸の炭素数が12個以上のものを長鎖脂肪酸，8〜10個程度のものを中鎖脂肪酸，7個以下のものを短鎖脂肪酸と呼ぶ．このような，炭化水素の数の差が以下の性質の差をもたらす．

① 長鎖脂肪酸は胆汁酸とミセルを形成した後に，消化管から吸収される．一方，中鎖脂肪酸は胆汁酸を必要とせず，消化管から吸収される．このため，中鎖脂肪酸の吸収には胆汁酸は不要であり，胆汁うっ滞症の場合にも，腸管から吸収される．
② 脂肪酸はミトコンドリア内でβ酸化されることによって，エネルギーを産生する．長鎖脂肪酸はミトコンドリアに入る際にカルニチンを必要とするが，中鎖脂肪酸はカルニチンを必要としない．

このため，カルニチン欠乏をきたすような有機酸代謝異常症・脂肪酸代

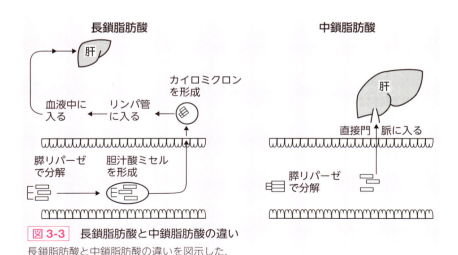

図3-3　長鎖脂肪酸と中鎖脂肪酸の違い
長鎖脂肪酸と中鎖脂肪酸の違いを図示した．

1　脂質に関する基礎知識

謝異常症の場合にも，中鎖脂肪酸はエネルギー源として利用可能である．
③長鎖脂肪酸は小腸で吸収されリンパ管に入ったのちに肝臓に取り込まれ
る．一方，中鎖脂肪酸はリンパ管を介さず，直接門脈に入り，肝臓に運
ばれる．
この差は，乳び胸水などの状況で重要な意味を持つ．すなわち，長鎖脂
肪酸は，リンパ管から吸収されるため，乳びを生じやすいが，中鎖脂肪
酸はリンパ管を介さないため，乳びを生じにくいのである．

▶ 遊離脂肪酸とトリグリセリド

最初に書いたようにトリグリセリドは脂肪細胞などで蓄積され，必要時に
エネルギーとして使用される．このエネルギーとして利用できる形が，遊離
脂肪酸（free fatty acid：FFA）である．FFA は，NEFA（non-esterified fatty
acid）・非エステル結合型脂肪酸・非エステル型脂肪酸・非エステル化脂肪
酸など種々の名称で呼ばれることもある．
ほとんどの脂肪酸は血液中では，コレステロール，リン脂質，中性脂肪と
して存在しており，FFA は脂肪酸全体の 5% に過ぎない．しかし，FFA は
アルブミンと結合して存在し，末梢組織において重要なエネルギー源として
利用される．

▶ 脂質代謝に関わるホルモン調節機構

脂肪細胞の中では，FFA からトリグリセリドを合成する働きと，トリグリ
セリドを分解して FFA を産生する働きがあり，後者が有意となった場合に
FFA が血中に放出される．これが血液を介して全身をめぐり，肝臓・心臓・
骨格筋などで取り込まれて，エネルギー源となる．
インスリンは脂肪細胞でのトリグリセリドの合成を促進する．一方，成長
ホルモン・エピネフリンなどのインスリン拮抗ホルモンはトリグリセリドの
分解を促進し，FFA の合成を高めるため，FFA の血液への放出量を増加さ
せる．
肝臓に取り込まれた FFA は β 酸化を受けエネルギーとして利用されたり，

第3章 脂　質

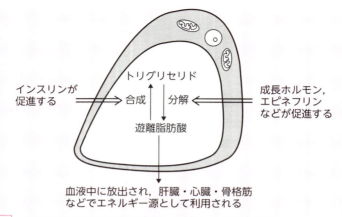

図 3-4 脂肪細胞での遊離脂肪酸とトリグリセリドの変換
遊離脂肪酸とトリグリセリドの変換に関わるホルモンの作用を図示した．

トリグリセリドに再合成されたり，その時々の代謝状況によって，利用のされ方が異なる．脂肪細胞と同じく肝臓においても，インスリン分泌下ではトリグリセリドを合成する方向に，インスリン非分泌下ではトリグリセリドは分解される方向に反応が進む．

▶ 脂肪酸 β 酸化とは？

　身体の蓄積型エネルギーとして，グリコーゲンとともに最も重要なのがトリグリセリドである．トリグリセリドから産生された遊離脂肪酸（FFA）からエネルギーを産生する過程が脂肪酸の β 酸化である．

　脂肪酸は細胞質で，アシル CoA という活性型中間体に変換され，この形でミトコンドリアに移送される．なお，長鎖脂肪酸-アシル CoA はそのままではミトコンドリアに入ることができず，カルニチンを必要とするが，中鎖脂肪酸はカルニチンなしでもミトコンドリア内に入ることができる（前述）．

　ミトコンドリアに入ったアシル CoA は，アセチル CoA と炭素数が 2 個少ないアシル CoA に分解される各に，$FADH_2$ と NADH を産生する．この $FADH_2$ と NADH は呼吸鎖に伝達され，ATP を産生することとなる．この炭素数が 2 個少なくなったアシル CoA は再び，アセチル CoA と炭素数がも

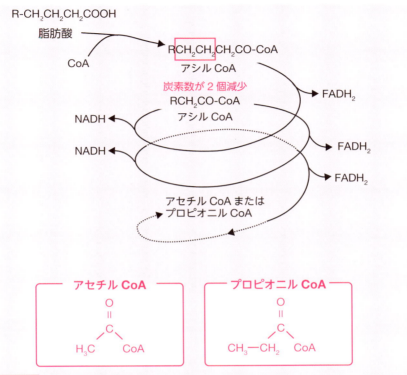

図 3-5 脂肪酸のβ酸化
脂肪酸の炭素数が偶数の場合，最終産物はアセチル CoA となる．脂肪酸の炭素数が奇数の場合，最終産物はプロピオニル CoA となる．

う2個少ないアシル CoA に分解され…と同様の反応を繰り返す．この反応がβ酸化である．

　炭素数が偶数個の脂肪酸の場合，最終的にはすべてアセチル CoA になるが，奇数個の場合，最終産物は炭素数が3個のプロピオニル CoA となる．プロピオニル CoA はスクシニル CoA へと変換され，TCA 回路に入る．脂肪酸から糖新生系でグルコースを産生できるのは，このプロピオニル CoA が産生されるからだ．さて，β酸化で多量に産生されたアセチル CoA はケトン体となる．

　β酸化で多量に産生されるアセチル CoA はケトン体になると述べたが，

第3章　脂　質

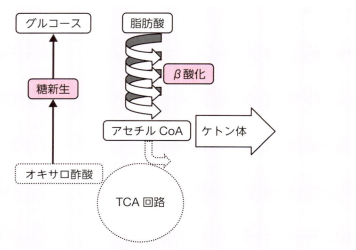

図 3-6　β酸化亢進時のアセチル CoA の行方

脂肪酸のβ酸化が亢進するのは，グルコースが不足し解糖系が回らない時である．このような場合，オキサロ酢酸は専ら糖新生の基質として利用され，消費されてしまう．そのため，TCA 回路の中間産物とはなり得ない．その結果，β酸化で産生されたアセチル CoA は TCA 回路に入ることができず，ケトン体合成に回されることとなる．

飢餓状態で脂肪の利用が亢進すると，ケトアシドーシスになることはこのことで説明される．それでは，β酸化で産生されるアセチル CoA はなぜ TCA 回路に入って，エネルギー産生に利用できないのだろうか？　アセチル CoA が TCA 回路に入れば，ケトン体にならずにエネルギーが産生できるので，ケトアシドーシスに陥ることもないはずである．

　アセチル CoA が TCA 回路に入るためにはオキサロ酢酸が必要である．しかし，脂肪酸のβ酸化が亢進している時は，基本的に糖質が枯渇して利用できなくなっている時なので，オキサロ酢酸の基になるピルビン酸（＝解糖系の最終産物）が不足している．つまり，β酸化で産生されるアセチル CoA は TCA 回路には入れず，ケトン体合成に回される他ないのである．

ケトン体とは？

　肝ミトコンドリアの脂肪酸の代謝（β酸化）が亢進すると，アセチル

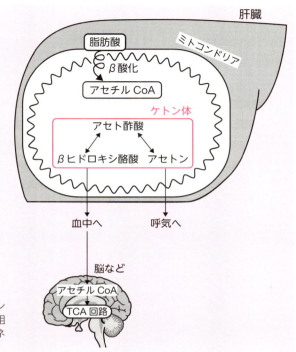

図 3-7 ケトン体
肝臓で産生されたケトン体は血流にのって他の組織に到達し,そこでエネルギーとして利用される.

CoA の合成が増大し,これからケトン体(アセト酢酸・3 ヒドロキシ酪酸)が合成される.

ヒトでは,ケトン体を産生できる臓器は肝臓だけである.肝臓で脂肪酸が β 酸化を受けた時に生じるケトン体は,水溶性であるため血流に乗って肝臓以外の末梢組織に運ばれ,末梢組織細胞内で再びアセチル CoA に戻され,TCA 回路に入り,エネルギー源となる.

なお,脂肪酸は脳血液関門(blood brain barrier:BBB)を通過できないが,ケトン体は BBB を通過できるため,ブドウ糖欠乏状態の脳の代替エネルギーとして極めて重要である.

コレステロールとは?

コレステロールとは図 3-8 に示す基本構造を有する脂質の 1 種で,胆石

第3章　脂　質

から見つかったため，胆汁という意味の"chole"と命名された．コレステロールは，過度に動脈壁に付着すると，動脈硬化を引き起こすが，生理的な範囲であれば，血管保護に重要な物質でもある．また，生体膜の重要な構成成分である一方，性ホルモン・副腎皮質ホル

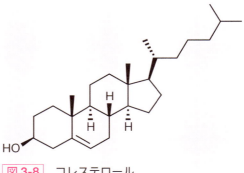

図 3-8　コレステロール

モン・ビタミン D などのステロイドホルモンの原料にもなる．

　食事から摂取するコレステロール量は生体の必要量の 5 分の 1 程度であり，他のコレステロールは体内で合成される．このため，高コレステロール血症に起因するとされる動脈硬化などの病態は，コレステロールの摂取過多が原因ではなく，体内でのコレステロール代謝の調節機構の障害によるものだと考えられている．

　なお，コレステロールは「脂肪酸のように β 酸化を受けてエネルギーとして利用される」ことはなく，余剰なコレステロールの大部分は胆汁酸として消化管へ排泄される．ただし，胆汁酸の多くは消化管で再吸収されてしまうため，高コレステロール血症の予防・治療には，コレステロール・胆汁酸の吸収を抑制する食物繊維を摂取することが重要とされる．

　また，脂肪乳剤の代表である大豆油の脂肪酸組成はリノール酸約 50%，オレイン酸 20% 強，パルミチン酸約 10%，リノレン酸約 10%，ステアリン酸約 5% となっており，コレステロールは含んでいない．ただし，たとえコレステロールを全く摂取しなくても，肝臓ではアセチル CoA からコレステロールの合成が行われるので，植物油のみを摂っていても，通常コレステロール欠乏になることはない．

▶ 脂質の輸送とリポ蛋白

　遊離脂肪酸やケトン体は水溶性なので，血液に溶けて全身をめぐることが

1　脂質に関する基礎知識

できるが，中性脂肪やコレステロールは水に溶けないため，そのままでは血液中に存在することができない．そこで，これらはアポ蛋白と結合して，リポ蛋白となって血液中を運搬されることとなる．

カイロミクロン

　食事中のトリグリセリドは，腸管内で消化され，遊離脂肪酸とモノグリセリドに分解され，小腸絨毛から吸収される．長鎖脂肪酸の大部分は，腸管粘膜上皮細胞内で，再びトリグリセリドに合成され，カイロミクロンを構成し，リンパを介した後に血液中に入る．カイロミクロンは食事中のトリグリセリドやコレステロール（コレステロールは，分解されずそのまま小腸から吸収される）を主体とするリポ蛋白（トリグリセリドが90％を占める）で，リンパ管を経て血中に分泌される．

　カイロミクロンは血中を流れる間に，少しずつリポ蛋白リパーゼ（LPL）で分解され，粒子が小さなカイロミクロンレムナントとなった後に，肝臓に取り込まれ分解される．すなわち，カイロミクロンは食事中のトリグリセリド，コレステロールを運搬するもので，まず，トリグリセリドを脂肪細胞や骨格筋に届け，その後，肝臓にトリグリセリド，コレステロールを届ける働きをしている．

表3-1　リポ蛋白のサイズと組成

中性脂肪は，カイロミクロン・VLDL・LDL の順に減って行き，その分，コレステロールの割合が増えてゆく．

	粒子径（Å）	中性脂肪（%）	コレステロール（%）	リン脂質（%）	蛋白質（%）
カイロミクロン	10^4-10^5	85	3	10	2
VLDL	250-750	55	20	15	10
LDL	200-250	10	50	20	20
HDL	70-120	5	25	30	40

(Osborne ら，1977)

VLDL・IDL・LDL

　肝臓で合成された内因性のトリグリセリドやコレステロールなどで構成されるのが VLDL（very low density lipoprotein）である．言い換えれば，

第3章　脂　質

VLDLは，エネルギー源となる遊離脂肪酸を，（毒性の低い）トリグリセリドとして，肝臓から，末梢組織（筋組織，脂肪組織）に輸送する役割を担っている．

VLDLはカイロミクロン同様，血中を流れる間に，少しずつリポ蛋白リパーゼ（LPL）で分解され，粒子が小さなIDL（intermediate density lipoprotein）となる．IDLは肝臓に取り込まれて，肝性トリグリセリドリパーゼ（HTGL）によってLDL（low density lipoprotein）となり，LDL受容体を有する末梢組織に取り込まれる．

VLDLは約50～60％がトリグリセリド，20％がコレステロール，15％がリン脂質で構成されているが，LDLは約50％がコレステロール，5～10％がトリグリセリド，20～30％がリン脂質から構成されている．VLDLに含まれるトリグリセリドの多くがLPLで分解されるため，LDLはVLDLに比してコレステロールの割合が大きいのである．

コレステロールは細胞膜の重要な構成成分であり，LDLがコレステロールを末梢組織に運ぶことは生理的に重要な反応だが，過剰なコレステロールを末梢組織に運搬すると，動脈硬化を促進してしまう．そのため，高脂血症の検査で，総コレステロールとともにLDLコレステロール高値が問題視されるのである．

HDL

カイロミクロン・VLDL・LDLといったリポ蛋白が末梢組織にトリグリセリド・コレステロールを運搬する輸送体であったのに対して，HDL（high density lipoprotein）は末梢組織の細胞表面から遊離コレステロールを引き抜く，すなわち，末梢組織の遊離コレステロールを回収する働きを有している．HDLは主として肝臓・小腸で合成されるリポ蛋白で，検査値のHDLコレステロール高値は動脈硬化を予防する指標と考えられ，しばしば善玉コレステロールとも呼ばれる．

1 脂質に関する基礎知識

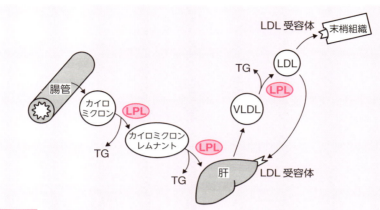

図 3-9 リポ蛋白
カイロミクロン，VLDL，LDL の働きを示す模式図．トリグリセリドの比率はカイロミクロン，VLDL，LDL の順となる．

▶ 末梢組織がトリグリセリドをエネルギーとして利用する仕組み〜LPL の意義〜

カイロミクロン，VLDL，IDL，LDL が血液中をめぐる間に，末梢組織にトリグリセリドを受け渡すと記したが，そこで重要なのがリポ蛋白リパーゼ

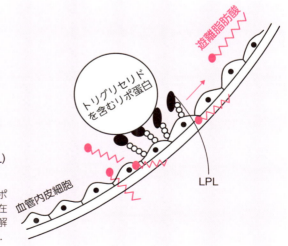

図 3-10
リポ蛋白リパーゼ（LPL）の作用

トリグリセリドを含むリポ蛋白は，毛細血管壁に存在する LPL と接触し加水分解され，遊離脂肪酸を生じる．

(lipoprotein lipase：LPL) である．LDL はリポ蛋白に含まれるトリグリセリドを加水分解する酵素で，毛細血管内皮細胞に存在する．

リポ蛋白の親水基であるリン脂質に親和性を持ち，脂肪粒子（カイロミクロンや VLDL など）と結合し，トリグリセリドを加水分解する．LPL 欠損症では著しい高トリグリセリド血症をきたすことになる（原発性高カイロミクロン血症）など，LPL は脂質代謝のカギを握る酵素の 1 つなのだ．

▶ ω3 脂肪酸 vs. ω6 脂肪酸

ω3，ω6 脂肪酸はともに不飽和脂肪酸だが，2 重結合の位置が異なる．ω3 脂肪酸は脂肪酸のメチル末端から 3 番目の結合に 2 重結合を，ω6 脂肪酸は脂肪酸のメチル末端から 6 番目の結合に 2 重結合を有している．

ω3 脂肪酸は，αリノレン酸から誘導される不飽和脂肪酸の 1 群で，エイコサペンタエン酸（EPA），ドコサペンタエン酸（DPA），ドコサヘキサエン酸（DHA）などがある．一方，ω6 脂肪酸は，αリノール酸から誘導される不飽和脂肪酸の 1 群で，アラキドン酸（AA）などがある．

AA から誘導されるロイコトリエンは炎症や血液凝固を促進するが，EPA から誘導されるロイコトリエンはこれらを抑制するなど，両者は相反する作

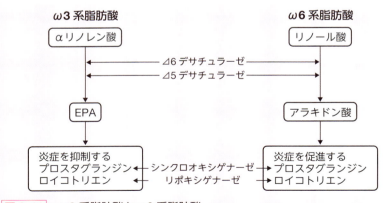

図 3-11 ω3 系脂肪酸と ω6 系脂肪酸
ω3 脂肪酸はリノレン酸，ω6 脂肪酸はリノール酸から誘導される．

用を有している.

　昨今，ω3脂肪酸は癌や心血管系疾患に効果があると報告されており，魚油に多く含まれる他，エゴマ・アマなどにも多く含まれ，健康食品としての期待が高まっている.

文献

1) Osborne JC Jr, et al. The plasma lipoproteins. Adv Protein Chem 1977; 31: 253-337.

第3章 脂　質

2　周産期における脂質

▶ 胎児の脂質代謝

　ヒトのエネルギー源として，糖質・脂質はともに重要だが，胎児にとってはどうだろう？

　妊娠中期までの胎児は，リポ蛋白リパーゼ（LPL）活性が低いため，リポ蛋白に含まれる中性脂肪をエネルギーとして利用する能力に乏しい．その上，胎児の脂肪組織が妊娠後期に急速に増加することから明らかなように，妊娠中期までの胎児は中性脂肪を合成することも苦手なのだ．すなわち，妊娠中期までの胎児は中性脂肪を利用することも，これを合成することも上手くできない．

▶ 妊婦が高脂血症（高リポ蛋白血症）になるには理由がある

　それでは，妊娠初期〜中期の胎児にとって脂質は不要か？　というと決してそうではない．この時期，胎児は細胞数を増やし，急速な勢いで成長していくが，これには多量の細胞膜の合成が必要となる．この細胞膜の合成にはリン脂質など「脂質」の存在が欠かせない．とりわけ，不飽和多価脂肪酸が細胞の構成成分としては重要である．不飽和多価脂肪酸は複雑な構造であり，この複雑な構造物がそのままの形で，胎盤を通過するのは至難の業である．そこで，このような不飽和多価脂肪酸を胎児に届ける役割を担っているのが，リポ蛋白である．妊娠中，母体は高リポ蛋白血症になるが，これは胎児にリポ蛋白を届けるために必要な現象なのだ．

▶ 妊婦がケトーシスになるにも理由がある

　出生後，ケトン体の利用が重要だという話は，糖質代謝の章でも述べたが，実は胎児にとってもケトン体はエネルギー源として重要である．しかし，先ほど述べたように，胎児はトリグリセリドを効率よく処理することはできな

2　周産期における脂質

Column ⑦

リン脂質

　リン脂質は脂質二重層を形成し，細胞膜の主な構成要素となる．また，リン脂質はリポソームを形成し，細胞内外の物質移動にも用いられる．脂質二重層は浸透性があり，流体のような特性を持つため，中のリン脂質や蛋白質は面内方向に比較的自由に動くことができるのである．
　その他にも，周産期領域で重要なものに肺サーファクタントがあるが，その 90% はリン脂質から成る．このようにリン脂質は，出生後はもとより，胎児にとっても欠かせない物質なのだ．

いので，胎児自身がトリグリセリドからケトン体を産生することは難しい．そこで，胎児にとって，母体から胎盤を介して移行してくるケトン体が重要なエネルギー源となるのだ．

　妊娠後期，母体がケトーシスになりやすいということを耳にしたこともあると思うが，もしかしたらこの現象は胎児にケトン体を与えるためにあるのかもしれない．すなわち，妊娠後期母体はケトン体産生に傾き，ケトン体の血中濃度を高めることで，その胎児への移行を促進しているのではないかと考えるのだが…．

　妊婦の耐糖能が低下し血糖値が上昇する現象といい，ケトーシスに傾く現象といい，妊娠合併症と片付けるのではなく，胎児を育む生理的機構と考えるべきで はなかろうか？

● 新生児の脂質代謝

　糖質代謝の章で，出生後の血糖維持機構について述べた際に，出生した児はグリコーゲンの分解や糖新生だけでは，必要なエネルギーを賄うことはできず，脂肪酸の酸化とケトン体の産生が重要であると強調した．

　すなわち，健常な正期産児であれば，生後 10〜12 時間もする頃には，自力でケトン体を産生できるようになる．しかし，出生直後の低血糖が遷延するような児は，おそらくケトン体産生ができるようになるまで時間を要する

89

第 3 章　脂　質

児ではないか？　と考えている訳だ.

▶ 早産児の脂質代謝

　繰り返し，胎児で述べた脂質代謝の問題点が，早産児にはそのまま当てはまる. すなわち，早産児は LPL 活性が低く，トリグリセリドをエネルギー源として利用する力が劣っている. その結果，当然ケトン体産生能も劣っている.

　このような観点から，早産児のエネルギー源として脂質は決して効率が良いとは考え難い. もちろん，LPL 活性・ケトン体産生能は早産児であっても，出生後急速に成熟する可能性はあるが，超早産児の急性期などは特に脂質の利用能は不十分な可能性が高いと考えるべきであろう.

　とりわけ，経静脈的に投与される脂肪乳剤は，カイロミクロンとほぼ同じ分子量だと言われるが，早産児は LPL 活性が低いため，これを処理することが難しい. 処理されないままの脂肪滴が網内系に捕捉されると，免疫系の抑制すなわち易感染性を招く事態が危惧される. また，肺の網内系に捕捉されるとガス交換の障害になるとも言われている.

　このため，早産児に脂肪乳剤を投与する場合には，トリグリセリド値に注意し，高トリグリセリド血症が進行するような場合には，減量・中止を考慮する必要がある.

▶ 脂肪乳剤の問題点（ω3 vs. ω6）

　脂肪乳剤の話が出たついでに，昨今話題のω3 系脂肪乳剤について触れてみる. 先ほど総論として述べたように，ω5 系の脂肪酸は免疫反応を増強するが，ω3 系は免疫反応を抑制する働きがある. このため，経静脈栄養に伴う胆汁鬱滞症（parenteral nutrition associated cholestasis：PNAC）などの病態では，ω3 脂肪酸の投与が有効だという報告がある（Gura ら，2008）. しかし，ω3 系脂肪乳剤のみ投与し続けると，凝固機能が障害され出血傾向を招いてしまったという報告（Bryan ら，2014）もあるため，慎重な投与が必要である.

なお，本邦で販売されている脂肪乳剤はすべてω6系であり，ω3系の脂肪乳剤は使用することができないが，その有効性を示す症例報告は本邦でも散見される（照井ら，2013）.

Column 8

静脈栄養に伴う胆汁うっ滞（PNAC）

2週間以上の静脈栄養を施行した症例で，直接ビリルビン値が2mg/dL以上となった症例をPNAC（parenteral nutrition-associated cholestasis）と診断するのが一般的である．必要エネルギーの70%以上を静脈投与に依存する症例では，発症頻度が著しく高い．他のリスク因子として，SGA，出生体重が小さいこと，腹壁破裂・空腸閉鎖などの消化器疾患などが挙げられている.
　一般的な管理としては以下が推奨される.
- 母乳による経腸栄養の確立が1番の近道だが，難しい場合はMCTミルク（ただし，必須脂肪酸の補充を忘れない）がセカンドベスト．脂肪乳剤に関してはω3系製剤の優位性が報告されているが，本邦では未承認であり使用は難しい．脂溶性ビタミンの補充（ビタミンA，D，E，K）は忘れずに！
- 薬物療法としては，ウルソデオキシコール酸10〜30mg/kg/日，エリスロマイシン5〜10mg/kg/日が比較的広く行われているが，効果のほどは不明.

▶ 母乳に含まれる脂質成分

「母乳にはDHAが多く含まれるので，母乳を飲んで育った子は賢い」なんてことを言う人がいる．ただし，これは当然ながらDHAを多く摂っている母親の場合に限られる．すなわち，母乳中のDHA濃度は母体が食べている食事に含まれるDHA含有量と強く相関することが報告されている（Liuら，2016）.

母乳が児にとって最良の栄養源であることは疑いないが，母乳の質がいかに高いかは母体が健康か？母体の栄養摂取が適切か？　にかかっていることを忘れてはならない（Innis, 2014）.

第 3 章　脂　質

| 表 3-2 | DHA，EPA を多く含む魚 |

DHA，EPA は魚に多く含まれるが，食事のみからと十分量摂取するのは難しいと言われている．

DHA を多く含む魚		EPA を多く含む魚	
1 位	マグロ（脂身） 3,200mg	1 位	サバ 1,600mg
2 位	サバ 2,300mg	2 位	キンキ 1,500mg
3 位	サンマ 1,700mg	3 位	マグロ（脂身） 1,400mg
3 位	ブリ 1,700mg	4 位	マイワシ 1,200mg
3 位	ハマチ 1,700mg	5 位	ハマチ（養殖） 980mg

可食部・生 100g あたり
資料：文部科学省「五訂増補 日本食品標準成分表　脂肪酸成分表編

文献

1）Gura KM, et al. Safety and efficacy of a fish-oil-based fat emulsion in the treatment of parenteral nutrition associated liver disease. Pediatrics 2008; 121: 3678-3686.

2）Bryan J, et al. Bedside to bench: the risk of bleeding with parenteral Omega-3 lipid emulsion therapy. J Pediatr 2014; 164: 652-654.

3）照井慶太ら．ω3 系脂肪製剤 (Omegaven®) が有効であった腸管不全肝合併症の 1 例. 日周期・新生児会誌 2013; 49: 351-356.

4）Liu MJ, et al. A Correlation Study of DHA Dietary Intake and Plasma, Erythrocyte and Breast Milk DHA Concentrations in Lactating Women from Coastland, Lakeland, and Inland Areas of China. Nutrients 2016; 8. pii: E312. doi: 10.3390/nu8050312.

5）Innis SM. Impact of maternal diet on human milk composition and neurological development of infants. Am J Clin Nutr 2014; 99: 734S-741S.

3　脂質と疾患

3　脂質と疾患

▶ 脂質代謝異常症

　タンデムマス・スクリーニング（タンデムマス法）によって脂肪酸代謝異常症がスクリーニングされるようになった．マススクリーニングの対象疾患になるまでは，知名度が決して高いとは言えなかった疾患が多い．

　脂肪酸代謝異常症の診断に欠かせないのがカルニチン分析である．脂肪酸代謝異常症では，疾患に特異的な脂肪酸が増加するため，その増加した脂肪酸がカルニチンと結合する．これがタンデムマス法によって検出できるようになった

　中鎖アシル CoA 脱水素酵素（MCAD）欠損症を例にとって説明する．この疾患では，長鎖脂肪酸や短鎖脂肪酸は酸化することができるが，中鎖脂肪酸は酸化することができない．このため，中鎖脂肪酸だけが著増し，この著増した中鎖脂肪酸がカルニチンと結合する．そのため，C8，C6 といったアシルカルニチンが増加し，タンデムマス法で検出されるのだ．また，脂肪酸代謝異常症では，飢餓状態でのエネルギー産生ができず，細胞はエネルギー不足に陥ってしまう．このため，感染症に罹患し食事がとれない場合などに，飢餓に加えて異化の亢進が起こり，極度のエネルギー不足に陥ってしまう．そして，脳機能が落ちて，脳症に至る…　といった経過を取る危険性があるのだ．すなわち，これまで感染症に起因する脳症と思われていた症例の中には，脂肪酸代謝異常症が見落とされていた可能性があることが分かったのである．

カルニチンの働き

　タンデムマス法に重要なカルニチンだが，カルニチンには以下の 2 つの大きな働きがある．

① カルニチンは長鎖脂肪酸がミトコンドリア内に移行するのに必須である．β酸化はミトコンドリア内でのみ生じるため，カルニチンは長鎖脂肪酸がエネルギーとして利用されるために必須の物質と言える．

第3章 脂 質

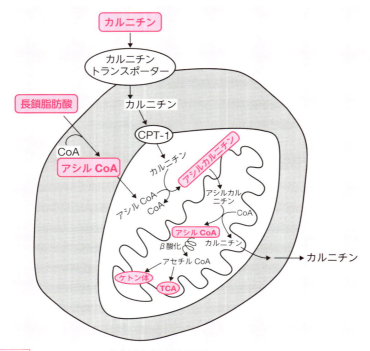

図 3-12　カルニチンの役割（1）（長鎖脂肪酸のミトコンドリア内への移行に必須）
カルニチンは長鎖脂肪酸がミトコンドリアの中に移行するために必須であり，これは言い換えると，長鎖脂肪酸がβ酸化を受けるために必須だということを意味している．

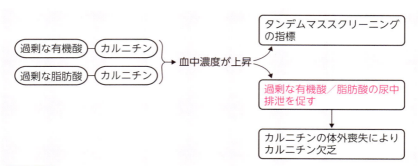

図 3-13　カルニチンの役割（2）
異常な有機酸・脂肪酸のアシル CoA はカルニチンと結合することによって，タンデムマス法で検出される．また，カルニチン化合物は尿として排泄されるため，カルニチンには解毒作用もあるのだ．

②カルニチンは有機酸代謝異常症・脂肪酸代謝異常症で蓄積された異常な代謝産物のアシル CoA と結合する．このアシル CoA とカルニチンの化合物がタンデムマス法で検出され，診断に寄与する．一方，このアシル CoA とカルニチンの化合物は尿として排泄されるため，異常な代謝産物を体外に排泄するといった治療上の効果も兼ね備えている．

▶ 家族性高コレステロール血症（FH）

LPL についての項で，LPL がトリグリセリドを遊離脂肪酸に変換し，エネルギーとして利用するために必須であることを記した．加えて，LPL が欠損すると，トリグリセリドの利用がなされず，著しい高トリグリセリド血症に陥ることも説明した．その他にも，高コレステロール血症をきたす種々の病態が解明されてきているので，ここで家族性高コレステロール血症（familial hypercholesterolemia：FH）についてまとめておく．

家族性高コレステロール血症は，LDL 受容体関連遺伝子の変異による遺伝性疾患であり，常染色体優性遺伝形式をとる．FH は高 LDL コレステロー

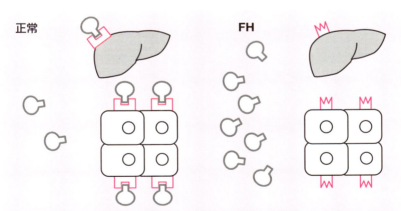

LDL（ ♀ ）は肝臓や細胞の LDL レセプター（ ▽ ）と結合して取り込まれるため，血中 LDL は正常域に維持される．

LDL レセプターに異常があるため（ ʍ ），LDL を取り込むことができず，血中 LDL が高値となる．

図 3-14　家族性高コレステロール血症（FH）と LDL

第 3 章　脂　質

ル血症，皮膚ならびに腱黄色腫，および早発性冠動脈硬化症を主徴とする．
FH は LDL コレステロール増加の程度が著しいため，動脈硬化の進展が早い．
また，それに伴う臓器障害の程度も強いため，LDL コレステロールを低下
させる治療が必要である．

　FH ホモ接合体患者は 100 万人に 1 人と稀だが，ヘテロ接合体患者は 500
人に 1 人以上の頻度で認められ，決して稀ではなく，小児科診療において
も比較的高頻度に遭遇する疾患である（日本動脈硬化学会）．

　FH の原因となるのは血中 LDL の異化を担う LDL 受容体のほか，アポリ
ポ蛋白 B-100（アポ B-100），Proprotein Convertase Subtilisin/Kexin type
9（PCSK9）の遺伝子変異で，いずれも LDL 受容体経路において重要な役
割を果たす分子である．

（1）LDL 受容体

　FH の大部分は LDL 受容体の遺伝子変異が原因である．

（2）アポ B-100

　LDL 受容体に対するリガンドであるアポ B-100 の遺伝子変異でも LDL 受
容体の遺伝子変異と同様の臨床像を示し，家族性欠陥アポリポ蛋白 B-100
血症（familial defective apolipoprotein B-100: FDB）と呼ばれているが，
人種差があり日本人における報告はまだない．

（3）PCSK9（Proprotein Convertase Subtilisin/Kexin type 9）

　LDL 受容体の分解に関与する PCSK9 の機能向上変異（gain-of-function
mutation）は LDL 受容体を減少させるため，高 LDL-コレステロール血症を
きたす．

　これまで記載してきたように，LDL コレステロールが LDL 受容体と結合
し，中に含むコレステロールを末梢臓器に渡すことがコレステロール利用の
重要なステップであることを考えると，LDL およびそれに関連する因子の
遺伝子異常が高コレステロール血症を呈することは容易に理解できるだろう．

▶ 甲状腺ホルモンと脂質代謝

甲状腺機能亢進症では血清コレステロールが低下するなど，甲状腺ホルモンが脂質コレステロール代謝に影響することが知られている．ここで，甲状腺ホルモンがコレステロール代謝に及ぼす影響についてまとめておこう．

(1) コレステロールの合成の促進

HMG-CoA 還元酵素が肝臓でのコレステロール合成を担っているが，甲状腺ホルモンはこれを活性化させる．すなわち，甲状腺ホルモンはコレステロールの合成を促進する作用を有する．

(2) 肝臓へのコレステロールの取り込みの促進

甲状腺ホルモンは肝臓の LDL 受容体の発現を高め，LDL コレステロールの肝臓への取り込みを促進する．

(3) コレステロールの排泄

種々の動物実験で，甲状腺ホルモンがコレステロールの胆管への排泄を調節していると報告されているが，ヒトでどうなっているかはまだ解明されていないようだ．

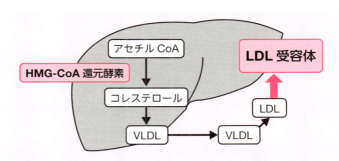

図 3-15　コレステロール代謝
甲状腺ホルモンは HMG-CoA 還元酵素の活性を促進し，コレステロール合成を促進するが，LDL 受容体の増強による LDL コレステロールの肝臓への取り込み増加作用の方が大きいため，血中コレステロールを減らす方向に働く．

第3章　脂　質

　以上から，甲状腺ホルモンはコレステロールの合成を促進する一方，コレステロールの肝臓への取り込みも促進する．とりわけ後者の影響が強く，甲状腺機能亢進時には血清コレステロールは低下することになる（橋本ら，2012）．なお，甲状腺ホルモンのコレステロール低下作用は，新たな高脂血症治療薬にならないかという創薬の関心も高いようだ．

　ところで，甲状腺ホルモンが脂肪酸の代謝にどのように作用しているかについては，まだ不明な点が多いようだ．

文献

1）　日本動脈硬化学会．http://www.j-athero.org/specialist/fh_s.html
2）　橋本貢士ら．甲状腺ホルモンと脂質代謝—新しいT3アナログなど—．日内誌 2012; 101: 1000-1006.

第4章 ビタミン

　ビタミンとは生物の生存・成育に必要な栄養素のうち，糖質・脂質・蛋白質以外の有機化合物を指す．ビタミンは，生体内で十分量合成することができない物質であり，主として食品などから摂取されるが，一部腸内細菌によって産生されるものもある．

　ビタミンA, D, E, Kが脂溶性で，ビタミンB, Cが水溶性であり，いずれも生体内で重要な役割を担っている．本章では，ビタミンの一般的な特徴について復習するとともに，周産期領域においてそれぞれのビタミンが有する意義について解説する．

1 ビタミンA（レチノイド）

　ビタミンAは脂溶性ビタミンの1つで，レチノール（ビタミンAアルコール），レチナール（ビタミンAアルデヒド），レチノイン酸（ビタミンA酸）

R＝CH₂OH　レチノール
R＝CHO　　レチナール
R＝COOH　レチノイン酸

ビタミンA

プロビタミンA

図4-1　ビタミンAの構造
ビタミンAの3種類の違いは側鎖の違いによる．図にはプロビタミンAの代表的なものを示したが，αカロチン，βカロチン，γカロチンなど，少しずつその構造が異なっている．

第4章　ビタミン

の3種からなる．βカロテンなど，生体内でビタミンAに変換される物質を総称してプロビタミンAと呼ぶこともある．

βカロテンが腸管粘膜で分解されてビタミンAとなる．レチノイドという名の通り，ビタミンAは網膜（retina）に重要な働きを有する．レチナールアルデヒドが光感受性のオプシンと結合し，桿体のロドプシン，錐体のヨードプシンを形成するなど，ビタミンAは網膜の構造上必須の物質である．このため，ビタミンA欠乏に陥ると夜盲症など視覚障害が生じる．

妊婦とビタミンA

本邦では妊婦のビタミンA摂取量は，上限許容量が5000 IUとされている．ビタミンAは1日10000 IU以上を連日摂取すると胎児の水頭症や口蓋裂などの形態異常の発生が増加する報告されている．一方で，欠乏した場合も単眼症など発症のリスクが生じる．

早産児とビタミンA

「ビタミンAの欠乏が慢性肺疾患のリスクを増す」という考えが古くからあり，それを基に，ビタミンAの投与が児の呼吸機能を改善したという報告がある（Checkleyら，2010）．ただしこれは，ビタミンA不足が深刻な地域において言えることであり，日本のように元々ビタミンA不足が深刻でない地域ではビタミンAを追加投与することが児の予後を改善する可能性は低いようだ（Murguía -Peniche，2013）．とりわけ，ビタミンAは過剰症も有害と考えられるので，注意が必要である．

Column ⑨

βカロテン過剰摂取とカロテイノシス

プロビタミンAの代表，βカロテンはニンジン・カボチャなどの緑黄色野菜に多く含まれるが，これを摂りすぎると，皮膚が黄橙色に変色してしまい，これをカロテノシスと呼ぶ．通常無害だが，黄疸と間違えて相談されることがあるので，要注意である．

1 ビタミンA（レチノイド）

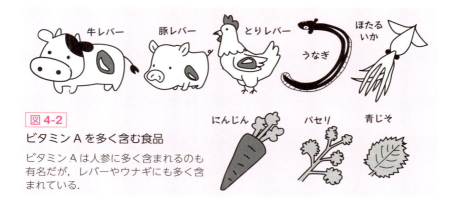

図 4-2 ビタミンAを多く含む食品
ビタミンAは人参に多く含まれるのも有名だが，レバーやウナギにも多く含まれている．

文献

1) Checkley W, et al. Maternal vitamin A supplementation and lung function in offspring. N Engl J Med 2010; 362:1784-1794.
2) Murguía-Peniche T. Vitamin D, vitamin A, maternal-perinatal considerations: old concepts, new insights, new questions. J Pediatr 2013; 162: S26-30.

第4章 ビタミン

2 ビタミンB

ビタミンB群は水溶性ビタミンであり，ビタミンB₁，ビタミンB₂，ナイアシン，パントテン酸，ビタミンB₆，ビタミンB₁₂，葉酸，ビオチンの8種の総称で，ビタミンB複合体とも呼ばれる．この8種類のビタミンBはいずれも補酵素として働くため，生体において重要な働きをしている．

表4-1 ビタミンB群

ビタミン名	化合物名
ビタミンB₁	チアミン
ビタミンB₂	リボフラビン
ナイアシン（ビタミンB₃）	ニコチン酸・ニコチン酸アミド
パントテン酸（ビタミンB₅）	パントテン酸
ビタミンB₆	ピリドキシン，ピリドキサール，ピリドキサミン
ビオチン（ビタミンB₇）	ビオチン
葉酸（ビタミンB₉）	葉酸
ビタミンB₁₂	シアノコバラミン

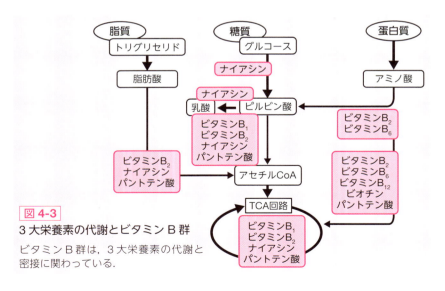

図4-3
3大栄養素の代謝とビタミンB群
ビタミンB群は，3大栄養素の代謝と密接に関わっている．

▶ ビタミン B₁（チアミン）

ビタミン B₁ 欠乏は脚気・Wernicke 脳症をもたらすことが，よく知られている．ビタミン B₁ が神経障害をもたらす機序について，少し考えてみよう．

チアミンは結合するリン酸基の数により，チアミン 1 リン酸（TMP：thiamine monophosphate），チアミン 2 リン酸（TPP：thiamine pyrophosphate），チアミン 3 リン酸（TTP：thiamine triphosphate）の 3 種類が存在する．TPP は糖質・脂質代謝に関与する各種酵素の補酵素として働き，TTP はシナプス小胞において，アセチルコリンの遊離を促すなど神経伝達に関与している．

このため，チアミン欠乏では，糖質・脂質代謝が阻害されるため，エネルギー不足に陥るとともに神経系が障害されるのである．

Column ⑩

日本の歴史と脚気

日本書紀には既に「脚気」の症状が記載されており，本邦では古くからその存在が知られてきた．とりわけ江戸・元禄時代には，精米の習慣が広まったことによって日本中に広まったそうだ．また，明治・大正・昭和初期には脚気の流行によって多数の命が奪われた．脚気が大きく減少したのは，1950 年代であり，これには「アリナミン®」の発売が大きく貢献したということである．

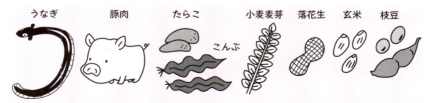

図 4-4 ビタミン B₁ を多く含む食品
ビタミン B₁ は胚芽（小麦胚芽や玄米）に多く含まれる他，豚肉・ウナギにも多い．

第4章　ビタミン

▶ ビタミン B₂（リボフラビン）

　ビタミン B₂ はリボフラビンとも呼ばれ，糖質・脂質・蛋白質の代謝に重要な酸化還元酵素の補酵素として働く．このように，リボフラビンが補酵素となる酵素をフラビン酵素と称する．これらは赤血球の形成，抗体産生などに関与している．

　リボフラビンにリン酸基が1つ結合したものが Flavin Mononucreotide（FMN）で，FMN にアデノシン1リン酸が結合したものが Flavin Adenosine Dinucreotide（FAD）である．

　フラビン酵素には，TCA 回路や電子伝達系の酵素が多数含まれ，エネルギー代謝の中枢を担っていると言っても過言ではない．

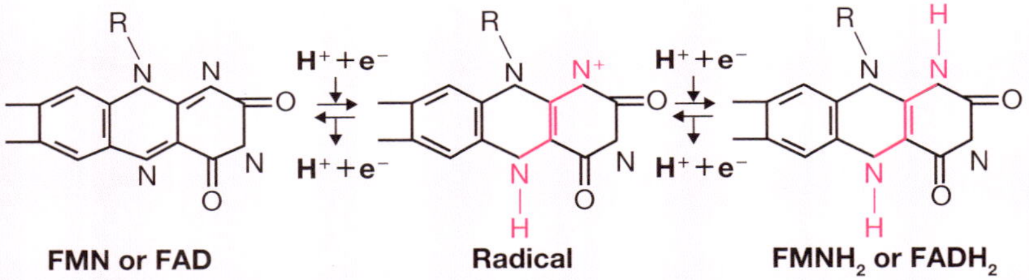

図 4-5　フラビン酵素

フラビンは酸化型（FAD, FMN），還元型（FADH₂, FMNH₂）をとり，酸化還元反応を行う．これは，フラビン補酵素が参加勧化反応における電子運搬体として重要なことを意味する．

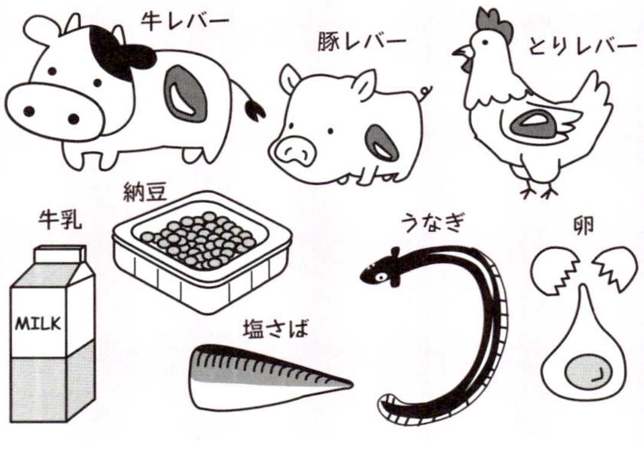

図 4-6

ビタミン B₂ を多く含む食品

ビタミン B₂ は豚レバー・鶏レバー・牛レバー・うなぎ・牛乳に多く含まれる．

牛レバー　豚レバー　とりレバー　納豆　牛乳　塩さば　うなぎ　卵

MILK

ビタミン B₂ は，エネルギー代謝にとって欠かせないため，皮膚・髪・爪などの再生にも重要であり，その欠乏症状としては，口内炎・舌炎・皮膚炎などがある．このため，一般には美肌効果のあるビタミンとして有名である．ビタミン B₂ の重要性は「美肌」では言い尽くせないが，健康な身体にこそ健全な肌（＝皮膚）が維持できると考えれば納得がいくかもしれない．

▶ ナイアシン（ビタミン B₃）

ナイアシンはその欠乏症「ペラグラ」の原因となる栄養物質として発見された．一般にビタミン B 群の1つ（ビタミン B₃）として扱われるが，必須アミノ酸のトリプトファンから生合成できるため，厳密な意味ではビタミンではない．

ナイアシンはニコチン酸（nicotinic acid）とニコチンアミド（nicotinamide）の2つの化合物からなる．これに，核酸を構成する塩基であるアデ

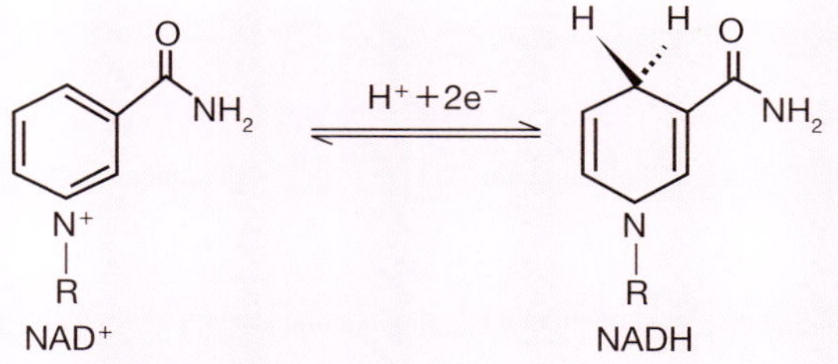

図 4-7 　NAD，NADH の構造
解糖系や TCA 回路において，糖質や脂肪酸の酸化によって，還元物質 NADH が得られるというのが，エネルギー代謝の最も重要な反応の1つである．

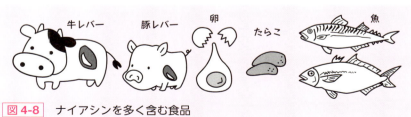

図 4-8 　ナイアシンを多く含む食品
ナイアシンは肉や魚に多く含まれている．

ニンが結合した，ニコチンアミドアデニンジヌクレオチド（NAD）やニコチンアミド・アデニン・ジヌクレオチドリン酸（NADP）は，酸化還元反応の水素受容体（補酵素）として働くとともに，ADP–リボースの供給源ともなる．

後者，すなわち NAD のアデノシンホスホリボシル基を蛋白質に転移する反応は ADP–リボシル化と呼ばれる．この反応は細胞間の情報伝達・DNA 修復・アポトーシスなど多くの細胞機能に関わっている．

このように，ナイアシンは糖質・脂質・蛋白質の代謝に不可欠であり，循環器系・消化器系・神経系など幅広い作用を有する．ナイアシンの欠乏症状としては，ビタミン B_2（フラビン）同様，皮膚炎・口内炎・下痢など皮膚・粘膜の障害に起因する症状が現れやすいが，重症例では神経障害も見られる．

なお，最初に記載したペラグラは光過敏性皮膚炎である．ナイアシンの欠乏症は，トリプトファン代謝の異常に基づくものもあり，単なるナイアシンの摂取不足によるものとは限らない．

▶ パントテン酸（ビタミン B_5）

パントテン酸と言われてもピンとこないかもしれないが，アセチル CoA の CoA 部分と聞けば，その重要性がお分かりいただけるだろう．

補酵素 A（コエンザイム A）は極めて重要な補酵素だが，パントテン酸とアデノシン 2 リン酸および 2 メルカプトエチルアミンからなる．CoA にアセチル基が結合したものがアセチル CoA であり，ピルビン酸が TCA 回路に入る中間体である．

アセチル CoA の他にもアセトアセチル CoA，サクシニル CoA など種々の化合物と結合し，多数の誘導体を形成，生体の種々の反応の補酵素となる．

図 4-9
パントテン酸を多く含む食材

パントテン酸はレバー・鶏肉・たらこ・いくらなどの魚卵に加えて，納豆・卵などに多く含まれる．

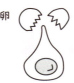
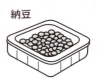

その欠乏症は B_2, B_3 同様, 成長・皮膚・神経系など全身に及ぶ.

▶ ビタミン B_6

ビタミン B_6 には, ピリドキシン・ピリドキサール・ピリドキサミンの3つがある. 活性型はピリドキサールリン酸 (PLP) で, 生体内ではアミノ酸の代謝や神経伝達に用いられ, 不足すると痙攣やてんかん発作, 貧血などの症状を生じる. 通常の食物に含まれるため, 成人では食事が原因の欠乏症は稀だが, 抗生物質の使用によって不足することがある. 抗結核薬のイソニアジド (INH) は, ビタミン B_6 と構造が似ており, ビタミン B_6 に拮抗するため INH 投与時にはビタミン B_6 を併用投与することが多い.

ピリドキサールリン酸 (PLP) の代謝作用には以下が挙げられる.
(1) アミノ酸を異化するトランスアミナーゼの補酵素として働く
　　システイン　→　メチオニン
　　セレノメチオニン　→　セレノホモシステイン
　　トリプトファン　→　ナイアシン（ビタミン B_3）など
(2) アミノ酸を脱カルボキシル化する酵素の補酵素として働き, 生理学的に活性なアミンを生成する
　　ヒスチジン　→　ヒスタミン
　　トリプトファン　→　セロトニン
　　グルタミン酸　→　γ-アミノ酪酸（GABA）

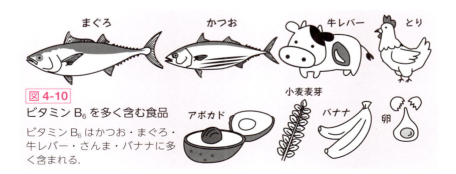

図 4-10
ビタミン B_6 を多く含む食品
ビタミン B_6 はかつお・まぐろ・牛レバー・さんま・バナナに多く含まれる.

第 4 章　ビタミン

　　　ジヒドロキシフェニルアラニン　→　ドーパミン
(3) 糖新生
(4) グリコーゲン分解では，グリコーゲンホスホリラーゼの補酵素として働く
(5) スフィンゴ脂質の生成・分解に補酵素として働く

Column ⑪
活性型ビタミン B₆ 製剤と小児神経・代謝疾患

　活性型ビタミン B₆（ピリドキサールリン酸〔pyridoxal phosphate：PLP〕）製剤（アデロキザール®）はビタミン B₆ 依存性てんかん・点頭てんかんなど小児神経領域では欠かせない．ホモシスチン尿症でも，シスタチオニン β 合成酵素の補酵素であるビタミン B₆ を大量投与することで改善する症例がある（吉永ら，2016）．

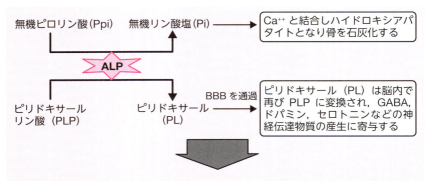

低フォスターゼ症では，無機リン酸塩ができないので，骨の石灰化が起きない事に加えて，VB₆ が脳内に移行できないので，ビタミン B₆ 依存性痙攣を引き起こすことがある

図 4-11　低フォスターゼ症の病態生理

　近年，治療薬が開発されたため，脚光を浴びている骨系統疾患に低フォスファターゼ症がある．この疾患では，アルカリフォスファターゼ（ALP）の欠乏により，無機リンが産生されず，ハイドロキシアパタイトが産生できないため，骨の石灰化は障害される．それに加えて，ピリドキサールリン酸（PLP）をピリドキサール（PL）に変換できないため脳内に移行することができなくなり，ビタミン B₆ 依存性痙攣を引き起こすことがある．

2 ビタミンB

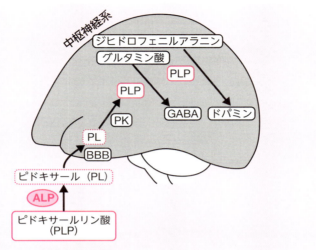

図 4-12 ビタミンB₆の脳への移行
ピリドキサールリン酸（PLP）がビタミンB₆の活性型だが，このままでは脳血液関門（BBB）を超えることができない．このため，ALPによって，脱リン酸されピリドキサール（PL）に変換された後に脳内に移行する．そして脳内では再びリン酸化を受けPLPに戻され，GABAなどの神経伝達物質を産生する．

このように糖質・蛋白質・脂質の代謝に深く関わるビタミンなので，欠乏症状は皮膚炎・舌炎・口角炎などの皮膚粘膜障害が多いが，神経伝達にも影響するため，痙攣発作・鬱・錯乱などの精神症状を呈することもある．

● ビオチン（ビタミンB₇）

ビオチンは最初，卵黄から発見されたように卵黄に多く含まれるビタミンである．その欠乏が皮膚炎を起こすことがしばしば問題となるが，通常食では欠乏することは少なく，特殊な栄養管理下に置いて問題となることが多い．

新生児・小児科領域でしばしば経験するのは，長期にわたる経静脈栄養・ペプチドミルク・一部の抗てんかん薬（フェニトイン・プリミドン・カルバマゼピン）の使用などである．

生体内では，カルボキシル基転移酵素の補酵素となることが重要で，以下の酵素とともに働く．

第4章　ビタミン

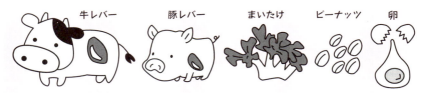

図 4-13 ビオチン（ビタミン B_7）を多く含む食品

ビオチンは牛や豚の肝臓，かれい・いわしなどの魚類，種実類，ゆでた大豆などに多く含まれている．卵黄に多量に含まれているが，卵白に含まれるアビジンがビオチンと結合するとその吸収を妨げてしまうので，卵の取りすぎはビオチン不足を引き起こしてしまうので，要注意である．

- ⓐ ピルボン酸カルボキシラーゼ　・・・　糖代謝
- ⓑ アセチル CoA カルボキシラーゼ・・・　脂質代謝
- ⓒ プロピオニル CoA カルボキシラーゼ・・・　脂質代謝
- ⓓ 3 メチルクロトノイル CoA カルボキシラーゼ・・・　アミノ酸代謝

【細胞質基質】
Acetyl-CoA carboxylase
・アセチル CoA ──→ マロニル CoA … 脂肪酸の合成

【ミトコンドリア】
Pyruvate carboxylase
・ピルビン酸 ──→ オキサロ酢酸 … 糖新生

Propionyl-CoA carboxylase
・プロパニル CoA ──→ メチルマロニル CoA … 分枝鎖アミノ酸・脂肪酸の代謝

β-Methylcrotonyl-CoA carboxylase
・β メチルクロトニル CoA ──→ β メチルクロトニル CoA … アミノ酸（ロイシン）の代謝

図 4-14 カルボキシル基転移酵素（carboxylase）の働き

▶ 葉酸（ビタミン B_9）

妊娠母体が葉酸を摂取すると，神経管閉鎖不全症の発症を予防しうるというのは，周産期関係者にとっては常識となっているが，もう少し葉酸について掘り下げてみたい．

2 ビタミンB

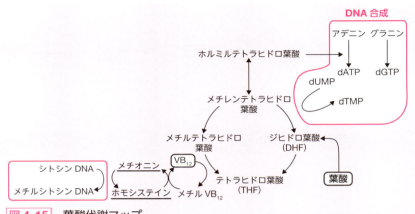

図 4-15 葉酸代謝マップ

葉酸代謝は DNA 合成・ビタミン B_{12} 代謝・ホモシステイン→メチオニンといった重要な反応に欠かせない.

　葉酸（folate）はビタミンB群の1つで，ほうれん草の葉から発見されたことから葉の酸（folic acid）と名付けられた．体内に取り込まれた葉酸は還元反応によって，葉酸→ジヒドロ葉酸→テトラヒドロ葉酸となり，種々の酵素反応の補酵素として働くこととなる．

　テトラヒドロ葉酸はメチル基など炭素原子を含む分子をアミノ酸や核酸合成の中間体に受け渡す役割を担っており，DNA 合成・ビタミン B_{12} 代謝・ホモシステインの代謝（ホモシステイン→メチオニン）に欠かせない．

　葉酸の DNA 合成への関与が，妊婦の葉酸欠乏が胎児異常に直結する．DNA 合成が旺盛な部位において葉酸欠乏による臓器形成障害が生じうるのである．

　ビタミン B_{12} は造血に重要な働きをしており，ビタミン B_{12} 欠乏は巨赤芽球貧血をもたらす．一方，葉酸欠乏によってビタミン B_{12} 代謝が阻害されてもビタミン B_{12} 欠乏の同様の変化を生じるため，葉酸欠乏は巨赤芽球性貧血をもたらす．

　近年，ホモシステインの毒性が話題になっている．過剰なホモシステインは胎盤の栄養膜細胞に酸化ストレスをもたらしアポトーシスを誘導し，子宮内発育遅延・早産などをもたらす．一方，周産期以外の領域では，心血管障

害・心筋梗塞・認知症など種々の疾患のリスク因子と考えられている．葉酸欠乏になると，ホモシステインをメチオニンに変換できなくなるため，葉酸欠乏がこれらの疾患のリスクになると考えられる．

周産期と葉酸

これまで書いてきた事実に基づき，葉酸の摂取は重要だと考えられ，1998年北米では，食品に対する葉酸の添加が義務付けられた．妊婦に対する葉酸投与は，神経管閉鎖不全を予防するだけでなく，流産など多くの妊娠合併症を予防するのでは，と期待されている（Greenbergら，2011；Surenら，2013）．しかしながら，その有効性を強く支持するエビデンスは未だ乏しい（Lassiら，2013）のが現状である．

Column 12

厚生労働省の見解は？

妊活中（妊娠前4週）から妊娠初期（妊娠12週）の女性は1日0.4mg（400μg）の葉酸摂取を勧めている．

表4-2 二分脊椎の国際比較（年次推移）

二分脊椎発症率の国際比較をみると，海外では減少傾向にあるが，日本では逆に増加傾向にあることがわかる．

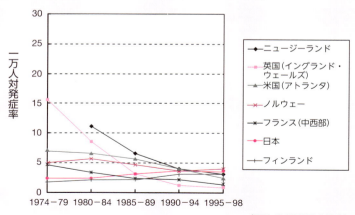

（厚生省報道発表資料，2010）

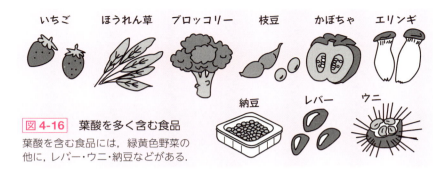

図 4-16 葉酸を多く含む食品
葉酸を含む食品には，緑黄色野菜の他に，レバー・ウニ・納豆などがある．

▶ ビタミン B_{12}

ビタミン B_{12} は，葉酸同様に，種々の代謝に関与しており，特にDNA合成や脂肪酸の合成，エネルギー産生に重要な役割を果たしている．一方，ビタミン B_{12} の代謝は葉酸の代謝と密接に関わっている．とりわけ，体内でビタミン B_{12} が葉酸（ビタミン B_9）の再生産に利用されている．このため，全てではないが多くのビタミン B_{12} の機能は十分な量の葉酸によって代替される．

▶▶ メチルマロニル CoA ムターゼ（MUT）

MUT はメチルマロニル CoA をスクシニル CoA に変換する酵素で，蛋白質・脂質を異化し，エネルギーを産生する際に重要な反応である．ビタミン B_{12} はこの酵素の補酵素であり，ビタミン B_{12} 欠乏症ではメチルマロニル CoA ムターゼの活性が低下し，メチルマロニル CoA を異化することができない．

メチルマロニル CoA ムターゼの欠損症はメチルマロン酸血症として知られているが，メチルマロン酸血症の一部が大量のビタミン B_{12} 投与に反応するというのは，ビタミン B_{12} が本酵素の補酵素であるということを考えると容易に理解できる．

▶▶ 5-メチルテトラヒドロ葉酸-ホモシステインメチルトランスフェラーゼ（MTR）（＝メチオニン合成酵素）

MTR はメチルコバラミン→コバラミンとホモシステイン→メチオニン

第4章　ビタミン

を共役させることによって，メチオニンを産生する反応を触媒する．言い換えると，メチルコバラミンの脱メチル化によって得たメチル基をホモシステインに付加し，メチオニンを合成する（＝ホモシステインをメチル化する）「メチル基転移酵素」なのである．

ビタミン B_{12} は胃から分泌される内因子と結合し，回腸末端部から吸収される．このため，胃全摘を受けた患者はビタミン B_{12} が吸収できなくなり，巨赤芽球性貧血などビタミン B_{12} 欠乏症に陥る．胃全摘後，ビタミン B_{12} 欠乏症状が出現するまでには数年かかる．これは，ビタミン B_{12} は肝臓や筋肉に大量に貯蔵されているため，胃全摘術などによって吸収障害が起きても，欠乏症が出現するには数年を要するからである．

ビタミン B_{12} 欠乏のもう1つ重要な症状は神経障害である．

❶ ミエリン鞘のリン脂質のメチル化には MTR によるメチル基転移反応が必要である．

❷ MUT 活性の低下によって，メチルマロン酸濃度が上昇すると正常な脂肪酸合成が障害され，ミエリンが不安定になる．

表4-3 ビタミン B_{12} の多い食品

ビタミン B_{12} は魚介類・レバーに多く含まれている．

食品名	含有量	食品名	含有量
牛レバー	52.8 μg	鶏レバー	44.4 μg
アサリ	52.4 μg	サンマ	17.7 μg
シジミ	62.4 μg	牡蠣	28.1 μg
たらこ	18.1 μg	焼き海苔	57.6 μg

＊ 100g あたり

以上のような機序から，ビタミン B_{12} 欠乏時には神経障害をもたらすと考えられる.

Column ⑬

マルチビタミン製剤

ドラッグストアでは，しばしば「マルチビタミン B 群」という商品を目にする．これは，ビタミン B_{12} と葉酸だけをとっても，理にかなった組み合わせということが言える．ビタミン B 群の代謝は密接に関わりあっているため，ともに摂取することが有効なのである.

文献

1) 吉永治美ら．小児神経疾患における仮性型ビタミン B_6 の意義．脳と発達 2016；48：114-116.
2) Greenberg JA, et al. Folic Acid supplementation and pregnancy: more than just neural tube defect prevention. Rev Obstet Gynecol 2011; 4(2): 52-59.
3) Surén P, et al. Association between maternal use of folic acid supplements and risk of autism apectrum disorders in children. JAMA 2013; 309: 570-577.
4) Lassi ZS, et al. Folic acid supplementation during pregnancy for maternal health and pregnancy outcomes. Cochrane Systematic Review 2013; (3): CD006896.
5) 厚生省報道発表資料 (https://www.mhlw.go.jp/www1/houdou/1212/h1228-1_18.html)．平成 12 年 12 月 28 日.

3 ビタミンC

　ビタミンCは水溶性ビタミンの1つで，アスコルビン酸のことである．生体にとって有益なビタミンとしての知名度は高く，多数の補助食品が販売されている．

　最もよく知られている作用はコラーゲン合成における作用で，コラーゲン蛋白中のプロリン・リジンは水酸化され，それによって水素結合がコラーゲンの立体構造をとるが，この水酸化にはビタミンCが必要である．このため，ビタミンC欠乏症では，コラーゲンの脆弱化が壊血病を招いてしまう．

　一方，ビタミンCは，水溶性で強い還元能力を有し，スーパーオキシド（O_2^-），ヒドロキシラジカル（・OH），過酸化水素（H_2O_2）などの活性酸素類を消去する作用を有することが知られている．また，ビタミンCは，ビタミンEの再生機能があることも知られている．ビタミンEは，脂質中のフリーラジカルを消失させることにより自らがビタミンEラジカルとなり，フリーラジカルによる脂質の連鎖的酸化を阻止する．このような抗酸化作用ががん予防に効くといった期待をあおっているが，ビタミンCの大量摂取ががんの発症率を低下させるといったエビデンスは存在しない．

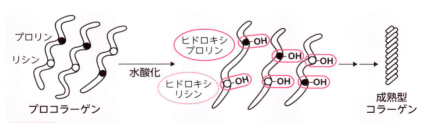

図 4-17　ビタミンCとコラーゲン合成
プロリン，リジンがそれぞれビタミンCによって水酸化され，ヒドロキシプロリン，ヒドロキシリジンに変換されると，それぞれの水素原子が水素結合することによって，コラーゲンの3重らせん構造が形成される．

Column 14 感冒とビタミンC

20年近く前，カナダに留学した際に，「日本人はなぜ，風邪をひいたら抗生剤を飲むんだ！？」と馬鹿にされた．そんな時，「北米の人間はなぜ，風邪をひいたらビタミン剤を飲むんだ！？」と言い返していた．今では，日本でも感冒に抗菌薬は使わないのが主流となってきたが，逆に風邪をひいたらビタミン薬というヒトは増えている気がする．なんでも欧米化しているということか？ ちなみに，感冒に対するビタミンCは科学的には何の根拠もないのだが…（Fashnerら，2012）．

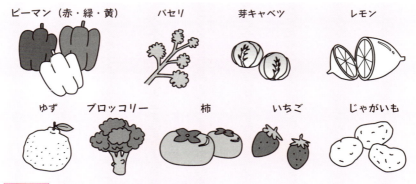

図 4-18 ビタミンCを多く含む食品
ビタミンCを多く含む食品は，果物類・サラダにするような野菜が中心となる．

文献

1) Fashner J, et al. Treatment of the common cold in children and adults. Am Fam Physician 2012; 86 : 153–159.

第 4 章　ビタミン

4　ビタミン D

　ビタミン D は脂溶性ビタミンの 1 つで，Ca 代謝に重要なホルモンだが，近年悪性腫瘍・精神疾患など様々な病態との関わりが指摘され，最も注目されているビタミンと言える.

　ただし，骨代謝以外の疾患との関連に関しては不明な点が多いため，ここでは骨代謝に限って記載する.

表 4-4　ビタミン D との関連が報告されている疾患

循環器系高血圧	末梢動脈疾患
感染症	結核
血液・腫瘍	癌
口腔内疾患	歯周病
神経疾患	多発性硬化症・パーキンソン病
精神疾患	うつ病・自閉症
自己免疫疾患	1 型糖尿病
骨代謝	くる病・骨軟化症・骨粗鬆症

ビタミン D_2 と D_3 の違い

　ビタミン D には D_2（エルゴカルシフェロール）と D_3（コレカルシフェロール）の 2 種類が存在する. 前者が植物由来，後者が動物由来という差があるが，生理的な有効性に差はないとされている. NICU でしばしば使用するパンビタン ® は D_2 を，マルタミン ® は D_3 を含有している.

　ビタミン D が他のビタミンと大きく異なる点は，プレビタミン D から体内において産生される点である. 例えばビタミン D_3 は，皮膚で産生される 7- デヒドロコレステロールが紫外線 B（UVB）の作用で変換され，産生されている. これが，ビタミン D は経口的に摂取するのも重要だが日光を浴びるのも重要だとされる所以である.

▶ ビタミン D の代謝

　体内に取り込まれた（あるいは体内で産生された）ビタミン D は，まず肝臓で水酸化され 25 ヒドロキシビタミン D〔25(OH)D〕に変換され，肝臓に貯蔵される．これが必要に応じてリンパ液中に分泌され，腎臓に到達すると，さらに水酸化され，活性型ビタミン D〔1,25 ヒドロキシビタミン D；1,25-(OH)$_2$D〕へ変換される．すなわち，食品やサプリメントに含まれているビタミン D はそのままでは作用せず，体内で活性化されてはじめて，機能を発揮できるようになるのだ．

　25(OH)D と 1,25(OH)$_2$D の差だが，25(OH)D の半減期は，体内の蓄積量の半減期は 20〜30 日間，血中 25(OH)D の半減期は 15 日間であるが，1,25(OH)$_2$D の血中半減期は 15 時間と著しく短いことが重要である．

　以上より，ビタミン D 欠乏性くる病を疑った場合に，ビタミン D の蓄積量の指標となりうるのは 25(OH)D のみで，25(OH)D が低値であればビタミン D 欠乏と診断することができる．一方 1,25(OH)$_2$D は，ビタミン D 欠乏状態では，25(OH)D の活性化が亢進し，逆に 1,25(OH)$_2$D 高値となってしまう．そのため 1,25(OH)$_2$D を測定しても，ビタミン D 欠乏の診断には役立たない点に注意が必要である．

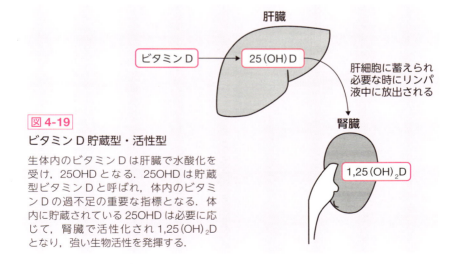

図 4-19
ビタミン D 貯蔵型・活性型

生体内のビタミン D は肝臓で水酸化を受け，25OHD となる．25OHD は貯蔵型ビタミン D と呼ばれ，体内のビタミン D の過不足の重要な指標となる．体内に貯蔵されている 25OHD は必要に応じて，腎臓で活性化され 1,25(OH)$_2$D となり，強い生物活性を発揮する．

第4章 ビタミン

● ビタミンDの作用

　活性型ビタミンDは，腸管からのカルシウムの吸収を促進し，腎臓からの排泄を抑制することによって，血中カルシウム濃度を上昇させる．血中カルシウム濃度の低下（＝低カルシウム血症）は，神経・筋などの活動に重大な影響をもたらすため，血中カルシウム濃度を保つビタミンDの働きは重要である．

　ビタミンDが不足すると，腸管からのカルシウムの吸収が低下し，その結果，血中カルシウムが低くなる．すると，血中カルシウムを上昇させるために，副甲状腺ホルモンが分泌される．このホルモンは，骨を吸収すること，すなわち骨中に存在するカルシウムを血液中に溶出させることによって，血中カルシウム濃度を上昇させる．

　そのため，血中カルシウムを上昇させるのは良いが，骨に沈着していたカ

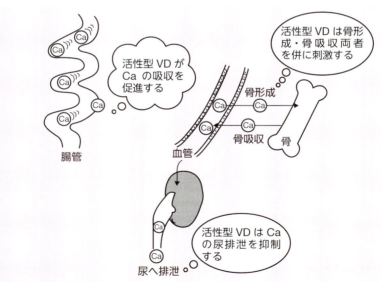

図4-20　活性型VDの作用

ビタミンDと副甲状腺ホルモンはともに血清Caを上昇させる働きを有するが，ビタミンDは腸管からのCaの吸収が主体であるのに対して，副甲状腺ホルモンは骨からのCaの放出（＝骨吸収）が主体である．

ルシウムなどが減少することになり，くる病・骨軟化症を引き起こしてしまうのである（河井，2016）．

▶ 紫外線とビタミン D

先ほど，ビタミン D は紫外線の働きで産生されると書いた．そこで，紫外線について概説しておく．紫外線には UVA と UVB の 2 種類あり，両者の違いを知ることが重要である．

UVA

地表に届く紫外線の 95％を占め，エネルギーは弱いが，照射量が多く，波長が長いため真皮まで達する．皮膚に与える影響は深刻で，UVA を浴びた肌は弾力を失い，シワやたるみといった肌の老化現象を引き起こすとともに，メラニン色素の合成を増やし，シミの原因ともなる＝「光老化」．

また，UVA は雲や窓ガラスを通過するため，屋内にいても日焼けする可能性がある点にも注意が必要である．

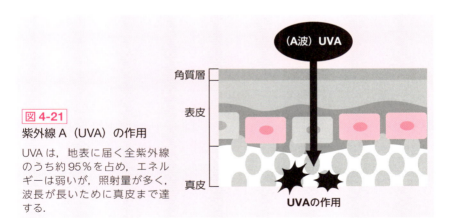

図 4-21
紫外線 A（UVA）の作用
UVA は，地表に届く全紫外線のうち約 95％を占め，エネルギーは弱いが，照射量が多く，波長が長いために真皮まで達する．

UVB

地表に届く紫外線の 5％を占めるに過ぎない．その上，波長が短いため，皮膚表面で吸収されてしまい，真皮層まで達することはほとんどないが，

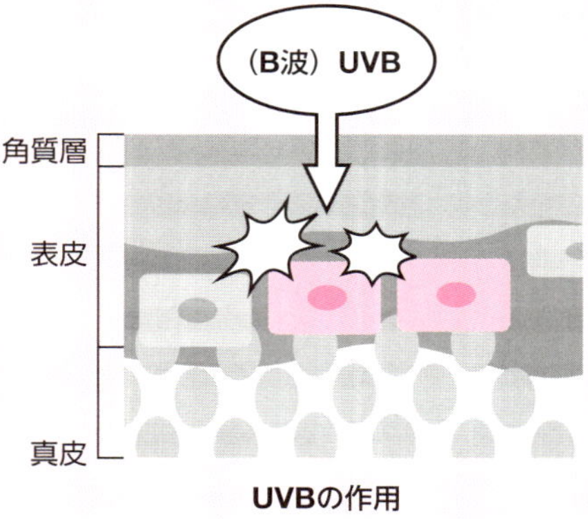

第 4 章　ビタミン

図 4-22　紫外線 B（UVB）の作用
UVB は，全紫外線の約 5％を占め，波長が短いため，皮膚表面で吸収されてしまい，真皮層まで達することはほとんどないが，UVA より強いエネルギーを持っている．

UVA より強いエネルギーを持っている．UVB は細胞を損傷して火傷を起こしたり，日焼けを起こしたり，シミやソバカスの原因にもなる．それ以上に UV-B の重要な点は，表皮に影響を及ぼすだけでなく，DNA に傷をつけることで皮膚がんを引き起こし得る点にある．しかし，プロビタミン D をビタミン D に変換するには UVB のエネルギーが必要となる．

　また，UVB は窓ガラスを通らないので，ビタミン D 合成のためには，屋外で直射日光を受けないと意味がないことは知っておかねばならない．

▶ 胎児期におけるビタミン D の意義は？

　胎児期は母体から Ca，P が大量に能動輸送される．胎児の高 Ca 血症は胎児のカルシトニン分泌を促進するとともに，副甲状腺ホルモン（parathyroid hormone：PTH）の産生を抑制する．一方，ビタミン D の多くは胎盤で不活化され，胎児の活性型ビタミン D は低値に留まる．このように，母体からの Ca，P と胎児の産生するカルシトニン作用で，胎児の骨形成が促進される．

　動物実験において，ビタミン D 受容体ノックアウトマウスの胎児期の骨形成に異常がないことから，胎児期の骨形成にはビタミン D の関与は少ないと考えられていたが，近年ビタミン D 研究の流行とともに胎児期の骨代謝にもビタミン D が重要な役割を担っていると考えられるようになってい

る（Yorifuji ら，2008）．

> 早産児骨減少症

　胎児期は大量の Ca，P が骨形成を促進すると前述したが，出生後は胎児期と同じように Ca，P を摂取することは極めて難しい．母乳中の Ca は約 27mg/dL，P は約 14mg/dL であり，母乳摂取量が 180mL/kg/ 日としても，摂取量は Ca 約 50，P 25mg/kg/ 日と胎児期（Ca 100〜150，P 60〜75mg/kg/ 日）の 1/2〜1/3 に過ぎない．早産児用の人工乳でも Ca 65〜80，P 40〜50mg/dL となるが，母乳に比して吸収も悪く，胎児期に比べると明らかに少ない．一般に腸管からの吸収量は Ca で約 50％，P で 90％ とされるが，ビタミン D も含めて，その吸収は個体差が著しい．

　加えて，十分な骨基質の産生のためには，蛋白合成（同化作用）が必要だが，早産児では十分な栄養（アミノ酸を含む）を投与することは困難である．すなわち，ミネラルの不足のみでなく，骨基質の形成も低下しやすい状態となる．このような要因から，早産児は骨減少に陥りやすい．

　早産児骨減少症の主因は P 欠乏だが，Ca 欠乏やビタミン D 欠乏によって生じることも少なくない．このため，ビタミン D を投与する機会は決して少なくない．従来より，本邦では，蓄積型ビタミン D の製剤がないため，活性型ビタミン D が早産児骨減少症の治療薬として用いられてきた．しか

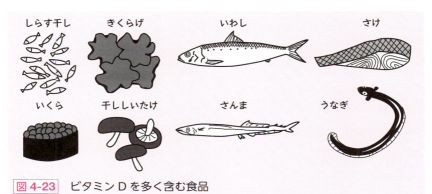

図 4-23　ビタミン D を多く含む食品
ビタミン D を多く含む食品としてはきのこ類・魚介類が挙げられる．

第 4 章　ビタミン

し，これは本邦だけの特殊治療であるということを忘れてはならない．

　欧米では，活性型ビタミン D はテタニーを生じるような著しい低 Ca 血症時のレスキューあるいは副甲状腺機能低下症など重症低 Ca 血症をきたすような病態でのみ適応と考えられており，骨減少症・くる病のような慢性栄養の病態では適応にはならない．

　前述したように，活性型ビタミン D の半減期は極めて短いため，1〜2 週間の投与で，容易に過剰投与となり高 Ca 尿症が問題になるかと思えば，休薬後 1〜2 週間もするとビタミン D 不足に逆戻りするなど，慢性の病態には不都合な点が多いのである（河井，2016）．

文献

1)　河井昌彦．低 Ca 血症・早産児骨減少症．NICU ベッドサイドの診断と治療（第 4 版）．金芳堂，pp270-275，2016．
2)　Yorifuji J, et al. Craniotabes in normal newborns; the earliest sign of subclinical vitamin D deficiency. J Clin Endocrinol Metab 2008; 93: 1784-1788.
3)　河井昌彦．ビタミン D_2 と D_3 の違い，25OHD と 25(OH)$_2$D の違い知っていますか？ NICU のギモン 98+2．金芳堂，pp94-95，2016．

5　ビタミン E

　ビタミン E は脂溶性ビタミンの 1 つで，トコフェロールとも呼ばれる．抗酸化物質としても良く知られており，ビタミン C とともに酸化防止剤として，食品添加物としても使用されている．

　ビタミン E は，生体膜脂質に分布し，抗酸化作用を発揮することで，生体膜の機能を正常に維持する働きをしている．このため，ビタミン E が欠乏し，脂質の過酸化が生じると生体膜が損傷され，その機能が障害される．赤血球の膜が障害されるのが，ビタミン E 欠乏による溶血であり，神経細胞の細胞膜が生じるとニューロンの変性が生じる．

　経口摂取されたビタミン E は脂質とともに腸管から吸収され，リンパ管を介して肝臓に運ばれる．肝臓では VLDL に取り込まれ，血流にのって各臓器へと分配される．

　一方，ビタミン E の過剰は，筋力低下・疲労・悪心・下痢・出血を招く恐れがある．

周産期とビタミン E 欠乏

　低出生体重児では，ビタミン E 欠乏が生じやすく，ビタミン E 欠乏による溶血性貧血に加えて，未熟児網膜症・神経障害・脳室内出血などの原

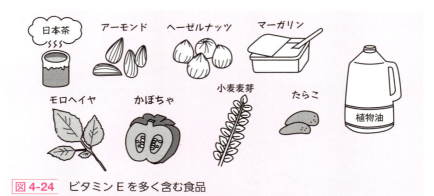

図 4-24　ビタミン E を多く含む食品
ビタミン E を含む食品として，アーモンドが話題だが，日本茶にも多く含まれている．

第 4 章　ビタミン

因になると言われている．ただし，早産児に対するビタミン E の投与が予後を改善するというエビデンスはない（Brion ら，2003）．

　また，母体のビタミン E 欠乏は不妊症の原因となると言われている．トコフェロールの語源はギリシャ語の tocos「子供を生む」，phero「力を与える，獲得する」に由来しているが，これは，ラットの生殖に必要なビタミンとして発見されたことに基づいている．過剰摂取は有害ともなる脂溶性ビタミンだけに，大量に投与することで妊孕性が高まるとは考え難いが，欠乏が不妊のリスクを高めることは確かなようだ．

文献

1)　Brion LP, et al. Vitamin E supplementation for prevention of morbidity and mortality in preterm infants. Cochrane Syst Rev 2003;（3）: CD003665.

6 ビタミンK

アルファベット順でビタミンの最後に来るのはビタミンKだが，Kはドイツ語の凝固（Koagulation）からとった語であり，アルファベット順の命名ではない．ビタミンKは脂溶性ビタミンの1つで，名前の通り凝固活性に大きな役割を担うビタミンである．また，組織の石灰化すなわち化骨にも重要な役割を担っており，胎児・新生児にも関連の深いビタミンである．

ビタミンKには5種類あるが，そのうち天然に存在するものがビタミン K_1 とビタミン K_2 の2つである．

(1) ビタミン K_1 はフィロキノンで，植物の光合成と関わりが深く，主として植物（一部海藻や魚介類）に含まれる．

(2) ビタミン K_2 はメナキノンで，動物体内に多く含まれる．すなわち，食肉・鶏卵・乳製品に多く含まれるが，納豆に含まれるのも K_2 である．

ビタミンKはγグルタミンカルボキシラーゼの補因子で，これらの酵素をGla蛋白質と呼ぶ．Gla蛋白質の代表的なものを以下に示す．

表4-5 主なGla蛋白質

血液凝固に関する酵素	プロトロンビン（第II因子），第VII因子，第IX因子，第X因子，プロテインC，プロテインSなど
組織の石灰化に関する酵素	オステオカルシン（bone Gla protein），マトリックスGla蛋白質など
細胞増殖因子	Growth arrest-specific protein 6（Gas6）

▶ 新生児ビタミンK欠乏性出血症
（vitamin K deficiency bleeding in infancy）（日本小児科学会，2011）

新生児ビタミンK欠乏性出血症の分類

新生児ビタミンK欠乏性出血症（狭義）：生後7日以内の発症

第4章　ビタミン

乳児ビタミンK欠乏性出血症：生後7日以降の発症

- 特発性乳児ビタミンK欠乏症：母乳栄養に起因するビタミンK欠乏による
- 二次性ビタミンK欠乏症：胆汁うっ滞・長期の下痢/抗菌薬投与などによるビタミンK欠乏による

新生児がビタミンK欠乏に陥りやすい理由

① ビタミンKは経胎盤移行性が悪く，出生時の備蓄が少ない．

② 腸内細菌叢が形成されていない．

③ 母乳中のビタミンK含量は少なく，しかも個人差が大きい．

④ 母親の泌乳量，新生児の哺乳量は個人差が大きい．

⑤ ビタミンKの吸収能が低い．

⑥ ビタミンKエポキシド還元酵素活性が低い．

⑦ ビタミンK依存性凝固因子の血中濃度が生理的に低い．

新生児・乳児ビタミンK欠乏性出血症の病態

　新生児ビタミンK欠乏性出血症の好発時期は，第2〜4生日．合併症を持つ新生児，ビタミンK吸収障害を持つ母親から生まれた新生児，妊娠中にワルファリンや抗てんかん薬などの薬剤を服用していた母親から生まれた新生児では，出生後24時間以内に発症することもある．吐血・下血で発症する場合も多く，個の場合，新生児メレナと呼ばれる．

　乳児ビタミンK欠乏性出血症は，主として生後3週〜2ヵ月までの母乳栄養児に発症する．本症は頭蓋内出血で発症することが多く予後不良なため，予防が極めて重要な病態である．このため，本邦では，新生児〜乳児に対するビタミンKの予防内服が行われている．

　ビタミンKは脂溶性であり，胆汁うっ滞があるような児では，その吸収が著しく悪い．このため，このような児に対しては漫然と予防内服を続けるのではなく，積極的な介入が必要である．現行の母子手帳には便色スライドが付いているため，これを活用して，1ヵ月検診の際に，白色便，すなわち胆汁流出の悪い児を発見することが重要である．

6 ビタミンK

表4-6 ビタミンKを多く含む食品

ビタミンKを多く含む食品として，小松菜・ほうれん草・ブロッコリーや納豆が有名である．近年，ビタミンKは骨粗鬆症の予防に重要との認識が高まり，これらの食品を摂るよう推奨されている．

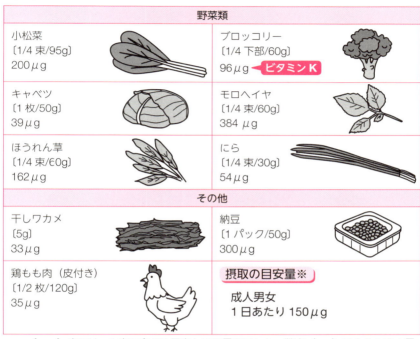

〔　〕内には，1度に食べる目安とその量を示した．数字〔μg〕はカルシウム量．
（日本食品栄養成分表2015年版（改定）より算出）

文献

1) 日本小児科学会新生児委員会ビタミンK投与法の見直し小委員会．新生児・乳児ビタミンK欠乏性出血症に対するビタミンK製剤投与の改訂ガイドライン（修正版）（https://www.jpeds.or.jp/uploads/files/saisin_110131.pdf）．2011.

ミネラル・微量元素

1 カルシウム・リン・マグネシウム

カルシウム（Ca）

体内のCaの99％は骨に存在する．残りの1％は，血液中に含まれるが，Ca濃度を比較すると，血中Ca濃度は骨における濃度の約1万分の1に過ぎない．血液中に含まれるCaは，イオン化Caが48〜55％，蛋白結合型が40〜50％を占め，残りの数％が有機酸または無機酸と結合して存在している．

イオン化Caは神経・筋肉の興奮性，血液凝固機転，細胞膜の透過性，酵素の活性化などに直接関与する重要な因子であり，微妙な恒常性が維持されている．すなわち，細胞内Caイオン濃度は外液の約1万分の1（細胞外は約10^{-3}M 細胞内は10^{-7}M）と著しい低値に保たれているため，わずかなCaイオンが細胞に流入するだけで，細胞質中の遊離のCaイオン濃度は大きく増加する．しかしながら，体内のCaの99％を貯蔵している骨が細胞内Caの調節に寄与していることは言うまでもない．

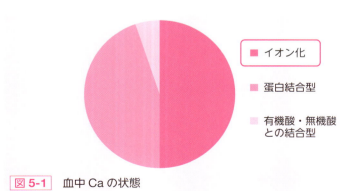

図 5-1　血中Caの状態
血液中に存在するCaの状態を示す．

1　カルシウム・リン・マグネシウム

このように，細胞内 Ca 濃度のわずかな変化が種々の生体変化をもたらすため，Ca 不足，正確に言うとイオン化 Ca 不足は以下のような種々の症状をもたらす．

カルシウム欠乏

神経症状：手指・唇のしびれ，全身痙攣，不穏・興奮・せん妄・幻覚
心筋の症状：心収縮力の低下・不整脈
消化管の症状：嘔吐・下痢・悪心・腸管痙攣
皮膚症状：皮膚乾燥・湿疹・脱毛・爪，歯，毛髪の形成不全

新生児の低 Ca 血症

成熟児では血清 Ca が 8.0mg/dL 未満，早産児では 7.0mg/dL 未満が低 Ca 血症と定義されているが，イオン化 Ca に関しては明確な定義は存在しない．

なお．発症時間によって，早発性（生後 72 時間以内）・遅発性（生後 72 時間以降）と分類することが多いが，これは発症時間の差異だけでなく，病態生理の理解にも役立つ．

❶ 早発性低 Ca 血症

多くは 48 時間以内に発症する．リスク因子としては，児の未熟性・周産期の仮死・母体糖尿病・胎児発育不全が挙げられる．

早発性低 Ca 血症に対する治療の要否には種々の意見があり，無症状の元気な児であれば，通常 3 日以内に低 Ca 血症は改善するため，特別な治療は不要と考えられている．しかし，極低低出生体重児の場合は 24 時間以内に予防的な Ca 投与を開始すべきである．また循環障害を呈するような重症児に対しては低 Ca 血症を避けるべく早期から治療介入すべきであろう．

遅発性低 Ca 血症は，3〜5 日以降に発症するもので，リン過剰・副甲状腺機能低下・ビタミン D 欠乏と関連することが多い．また，低マグネシウム血症や薬剤（重炭酸塩，利尿薬，大量の輸血など）の影響によることもある．いずれにせよ，遅発性低 Ca 血症は Ca 維持機構の異常に基づくことが多く，原因解明のための精査が必要である．

131

Column ⑮ リンの摂取と低Ca血症の関係

リンの過剰摂取は低Ca血症を招く．このため，リン過剰による低Ca血症時には低リンミルクを用いる場合もある．また，一般に，食事中のカルシウム：リンの比率は1～2：1に保つべきである．

血清Caの調節機構

生体にとって，血清Caを正常域に維持することは極めて重要である．そこで，低Ca血症はPTH（parathyroid hormone，副甲状腺ホルモン）の分泌を刺激し，骨からのCaの放出（＝骨吸収）を促すとともに，ビタミンDの活性化を促進する．活性型ビタミンDは腸管からのCa吸収を促進するとともに，骨吸収にも促進的に働き，強力に血清Caの上昇を促す．

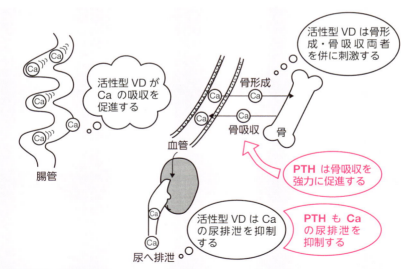

図5-2 血中Caの調節機構
Ca調節機能におけるPTHとビタミンDの役割を図示した．

▶ リン（P）

PもCa同様，骨の構成に欠かせない物質であるため，体内のPの約80％が骨に存在し，残りの多くは筋肉などの軟組織や細胞膜の構成成分となり，細胞外液中に存在するのは約1％に過ぎない．Pが細胞外液から細胞内に移動すると血清Pは低下し，低P血症になる．これが低P血症の病態として一番多い．

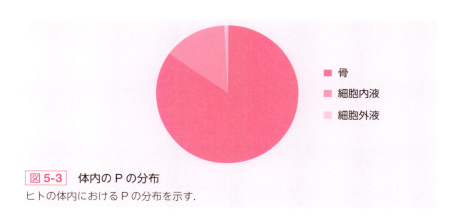

図 5-3 体内のPの分布
ヒトの体内におけるPの分布を示す．

人間の身体のエネルギーとなるのはATP（アデノシン3リン酸）だが，ATPを産生するには，Pが必要である．すなわち，細胞内のPは極めて重要な役割を担っている．そこで，低P血症に陥ると種々の臨床症状が問題となりうる．

低P血症

筋肉の麻痺：複視，構音障害，嚥下障害
　　　　　　心筋の収縮力が低下し，血圧低下，心拍出量低下．
　　　　　　心室性不整脈を起こしやすい
　　　　　　呼吸不全
神経障害・麻痺・錯乱，痙攣，昏睡
溶血性貧血（赤血球の毛細管通過時に形を自由に変えにくくなるため）
横紋筋融解症（筋肉の破壊）

第 5 章　ミネラル・微量元素

　ただし，1mg/dL 未満の高度の低 P 血症はなっても症状を示さないことも少なくないが，これはあくまで細胞内の P 濃度が問題となるからと考えれば，理解できよう．

血清 P の調節機構

　PTH は骨からの P の吸収を促し，腎臓からの P の排泄を促進する．このように PTH は血清 P を上昇させる方向にも，低下させる方向にも働くが，腎臓からの P の排泄作用のほうが大きいため，副甲状腺機能亢進症では低 P 血症となる．

　もう 1 つ血清 P を大きく規定する因子が FGF23 である．FGF23 は，骨により産生され，Klotho-FGF 受容体複合体に作用する．さらには，腎近位尿細管での P 再吸収と，血中 1,25-水酸化ビタミン D 濃度の低下を介する腸管リン吸収の抑制により，血中 P 濃度を強力に低下させる．このため過剰な FGF23 活性が，低リン血性くる病の原因となる（Fukumoto ら 2009；福本，2011）．

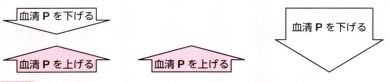

図 5-4　P 調節機構

P の調節にかかわる 3 要素の作用をそれぞれまとめた．活性型 VD は血清 P を上昇させる．PTH は骨吸収を促進して血清 P を上げる働きを有するが，一方，腎からの P 排泄を促進して血清 P を下げる働きも有している．FGF23 は全ての面において，血清 P を低下させる働きを持っている．

1　カルシウム・リン・マグネシウム

Column ⑯

早産児に対する P 投与

　早産児の急性期管理で留意するポイントの1つに血清 Ca の維持がある．低 Ca 血症にならぬよう，おそらくほとんどすべての新生児科医は早産児の初期輸液に Ca を添加しているだろう．

　もちろん，これは正しいのだが，Ca を投与すると Ca は P とともに骨へ移行するため，血清 P は低下する．加えて，近年 Refeeding syndrome の名で知られるように，高カロリー輸液は細胞内のエネルギー産生を高めるため，P の需要が高まる．このような機序から，Ca のみの投与は血清 P の低下を引き起こしてしまうのだ．

　そこで，我々の施設では，従来通りの日齢 0 からの Ca の投与に加えて，P の投与も日齢 1-3 には開始するようにした．その結果，早期新生児期に低 P 血症で困ることがなくなったのは言うまでもないが，それに加えて，早産児骨減少症に対して活性型ビタミン D を必要とすることも，ほとんどなくなった（本倉ら，2018）．これは，P を投与すると，血清 Ca が低下し，Ca 必要量が増す．そこで，Ca 投与も増量を余儀なくされ，結果として骨成熟に十分な量の Ca，P が投与できるようになったためと考えている．

▶ 骨代謝における Ca と P の役割

骨の形成

　成長する骨の表面は骨芽細胞で覆われる．この骨芽細胞は周囲にコラーゲンを分泌し，コラーゲン線維層（＝類骨）を形成する．類骨にリン酸 Ca の結晶（ハイドロキシアパタイト）が沈着し，石灰化した骨基質が形成され，初めて立派な骨となる．すなわち，骨の形成には「骨基質」「Ca，P の沈着」という2つのコンポーネントが必要である．

　Ca，P の沈着には，カルシトニンが必要であり，このホルモンは甲状腺の傍濾胞 C 細胞から分泌される．カルシトニンは，骨吸収を抑制し，Ca，P を骨組織に沈着させる働きを有しており，血清 Ca 上昇によってカルシトニン分泌が促進されるのだ．

第5章 ミネラル・微量元素

胎児期の骨形成

Ca，P は胎盤を能動輸送され，母体の Ca，P は一方向性に胎児へと移行する．このため，胎児の Ca，P 濃度は母体より高値となり，胎児の PTH 産生は抑制され，カルシトニン産生が促進される．

能動輸送された Ca，P と胎児が産生するカルシトニンが胎児の骨形成を推進する重要因子と考えられている．

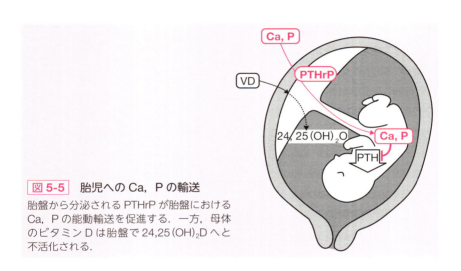

図 5-5 胎児への Ca，P の輸送
胎盤から分泌される PTHrP が胎盤における Ca，P の能動輸送を促進する．一方，母体のビタミン D は胎盤で 24,25(OH)$_2$D へと不活化される．

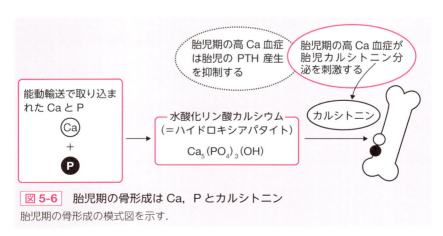

図 5-6 胎児期の骨形成は Ca，P とカルシトニン
胎児期の骨形成の模式図を示す．

136

1 カルシウム・リン・マグネシウム

早産児骨減少症（osteopenia of prematurity）

　本来ならば，子宮内で骨形成に励んでいるべき時期に，子宮外での生活を余儀なくされる早産児は以下の要因のために，骨減少をきたしやすい．

❶ 早産児は Ca，P の蓄積が少ない

　胎児期には著しい骨発育が起こるが，これは主として妊娠後半に起こる．このため，正期産児が体内に蓄えている Ca は約 30g だが，在胎 24 週の児では，未だその 10〜15% の Ca しか蓄積されていない．そこで，在胎 24 週から満期の間の骨への沈着は Ca で 100〜130mg/kg/日，P で 74mg/kg/日に及ぶ．それでも，正期産児の Ca 量は 10g/kg であり，成人（20g/kg）の約半量にしか過ぎないのである．

❷ 早産児は Ca，P の摂取量が少ない

　乳中の Ca は約 27mg/dL，P は約 14mg/dL であり，母乳摂取量が 180mL/kg/日としても，摂取量は Ca 約 50，P 25mg/kg/日と胎児期（Ca 100〜150，P 60〜75mg/kg/日）の 1/2〜1/3 に過ぎない．また，早産児用の人工乳では，Ca，P が強化されており，Ca 65〜80，P 40〜50mg/dL となるが，母乳に比して吸収も悪く，胎児期に比べると明らかに少ない．

　一般に腸管からの吸収量は Ca で約 50%，P で 90% とされるが，VD も含めて，その吸収は個体差が著しく，病的新生児ではその吸収はより悪いことが多い．吸収率を加味すると，Ca 投与量は約 280mg/kg/日，P 投与量は 80mg/kg/日となるがこれを実現するのはかなり難しいのが実情である．

❸ 早産児は骨器質の基となるアミノ酸の摂取量が少ない

　最初に骨形成のメカニズムについて触れたが，骨の形成には「骨基質」「Ca，P の沈着」という 2 つのコンポーネントが必要である．十分な骨基質の産生のためには，蛋白合成（同化作用）が必要だが，早産児では十分な栄養（アミノ酸を含む）を投与することは困難である．すなわち，早産児はミネラルの不足のみでなく，骨基質の形成も低下しやすい状態となる．

❹ 早産児にしばしば使用される薬剤が骨形成を阻害しやすい

(1) 血中 Ca を低下させる要因

<u>フロセマイド</u>などの利尿剤は尿中 Ca 排泄を促進する．

<u>フェニトイン</u>などの抗痙攣剤は Ca 吸収を抑制する．

(2) 骨基質産生を阻害する要因

<u>ステロイド</u>（グルココルチコイド）は蛋白合成を抑制するとともに，成長ホルモン（growth hormone：GH）作用を抑制することにより IGF-1 の産生を抑制する．加えて，腸管からの Ca 吸収を抑制するとともに，腎からの Ca 排泄を促進するなど，骨形成には強力な阻止因子となる．

Column ⑰

C ナトリウム利尿ペプチド（CNP）

C-type Natriuretic Peptide（CNP）は ANP，BNP と似た物質ではあるが，利尿作用だけではなく骨代謝に及ぼす影響が注目されている．骨端軟骨は増殖層→肥大軟骨細胞層を経て，石灰化（＝骨化）するが，CNP はこのうちの肥大細胞層を増大させることによって，成長軟骨を増大させるとともに，長管骨を伸長させる．

最近の研究によると，CNP は軟骨無形成症の治療への可能性のみならず（Yasoda ら，2004），ステロイドによる成長障害を抑制する可能性もあると報告されている（Ueda ら，2016）．

まだ，動物実験のレベルではあるが，もしヒトへの安全性・有効性が確認されれば，治療薬としての可能性が一気に広がることとなるだろう．

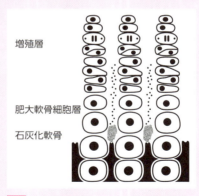

図 骨端軟骨における骨形成の過程

増殖層で分裂した軟骨細胞が肥大化した後，石灰化軟骨となり，骨へと変化する．CNP は増殖層を増やすことはないが，肥大化層を増大させることによって，骨化を促進する．

1 カルシウム・リン・マグネシウム

● マグネシウム（Mg）

Mg は Ca に次いで，細胞内に 2 番目に多く存在する二荷の陽イオンである．Mg の 65% は骨に，34% が細胞間液に存在し，細胞外液として存在するのはわずか 1% に過ぎない．このため，血清 Mg 濃度は必ずしも，体内の Mg 量を反映するわけではない点に注意が必要である．

Ca，P とは異なり，生体内の Mg のホメオスターシスを保つ機構は不明な点が多いが，腸管からの吸収・腎からの排泄・骨からの遊出／沈着　などが主要な調節経路であり，Ca と類似点が多い．

切迫流早産治療目的に長期間 Mg の投与を受けた母体から出生した児で，骨の石灰化の障害が生じ，骨折しやすいといった報告（Wedig ら，2006）がある．Mg は Ca 同様に骨に蓄積されるが，Mg が Ca に置き換わってしまい，Ca の骨への蓄積が阻害されると考えると理解しやすい．

Mg 濃度の急速な変化は PTH の分泌に影響する．すなわち，急に生じた低 Mg 血症は PTH を促進し，高 Mg 血症は PTH 分泌を抑制する．PTH は Ca 同様 Mg の骨からの遊出を促進するが，これは PTH が Ca 維持に働くのと同様の作用と考えられる．先ほど紹介した母体マグネゾールの胎児骨への影響は，母体からの Mg 移行により高 Mg 血症となった児では PTH 分泌が促進し，脱灰が進んだのかもしれない．

近年，切迫流早産母体に対する Mg 製剤の保険適応承認を受け，本邦でも胎児が大量の Mg 投与を受け，高濃度の Mg に曝露される機会が増えている．重篤な高 Mg 血症の症状には，心停止・呼吸抑制・低血圧・反射低下が知られており，高 Mg 血症を呈する児に関しては，呼吸・循環のモニタリングが必要となる．

なお，高 Mg 血症の治療の原則は，Ca・利尿薬の投与である．Mg 過剰の症状は Ca 不足に関連したものが多いこと，Ca・利尿薬の投与は腎からの Mg 排泄を促進することから，これらの治療は，新生児でも試みる価値がある．

上記とは逆説的だが，慢性の低 Mg 血症は PTH の分泌および PTH の作

第 5 章　ミネラル・微量元素

用を抑制する（Anast ら，1972）．低 Mg 血症が持続する児は低 Ca 血症を
生じるという現象はこれで説明される．

Column ⑱

マグネシウムと健康

　近年の健康ブームによると，マグネシウム（Mg）が関与していると考えら
れる疾患として，高血圧症・心血管疾患・2 型糖尿病・骨粗鬆症・片頭痛だそ
うだ．周産期・新生児とはあまり関係ない話だが…

文献

1) Fukumoto S, et al. Bone as an endocrine organ. Trends Endocrinol Metab 2009; 20: 230-236.
2) 福本 誠二．リン調節ホルモン，線維芽細胞増殖因子 23（FGF23）の作用と作用異常. 日内会誌 2011 年 100 巻 12 号，pp3649-3654.
3) 本倉浩嗣ら．第 63 回日本新生児成育医学会．2018 年
4) Yasoda A, et al. Overexpression of CNP in chondrocytes rescues achondroplasia through a MAPK-dependent pathway. Nat Med 2004; 10: 80-86.
5) Ueda Y, et al. C-type natriuretic peptide restores impaired skeletal growth in a murine model of glucocorticoid-induced growth retardation. Bone 2016; 92: 157-167.
6) Wedig KE, et al. Skeletal demineralization and fractures caused by fetal magnesium toxicity. J Perinatol 2006; 26: 371-374.
7) Anast CS, et al. Evidence for parathyroid failure in magnesium deficiency. Science 1972; 177: 606-608.

2 鉄（iron）

　鉄はヒトにとって第１の必須金属であり，正期産児は75mg/kgの鉄を持って出生する．このうち，55mgはヘモグロビンと結合している．鉄はヘモグロビンと結合し，赤血球内に存在し，全身への酸素運搬に欠かせないが，その他の鉄は肝臓・脾臓・骨髄などに蓄えられる．

　これらの貯蔵鉄は，細胞内のエネルギー産生・DNAの複製・神経伝達・脂質代謝など多様な働きを有している．しかし，このように有用な鉄ではあるが，反面ヒドロキシラジカルを産生するなど生体にとって「毒性」も有しており，新生児領域では未熟児網膜症・慢性肺疾患・壊死性腸炎などに関与していると考えられている．

▶ 鉄の胎盤移行

　胎児の成長にとって，鉄は必須の物質である．このため，当然鉄は胎盤を移行し，母児間鉄輸送機構は，母から児へ一方通行的になされる（谷，1965）．鉄は，濃度勾配に逆らい，能動的に胎児へと移行するが（Bothwellら，1958），胎児が毒性を発揮するほどの鉄を取り込んで鉄過剰状態となることはない（Woehler，1964）．

　このような機構に基づき，母体から胎児への鉄移行は妊娠後期に急速に増大する．母体の貯蔵鉄は，妊娠の進行に伴い急速に動員され，妊娠末期には母体貯蔵鉄はほとんど枯渇してしまうにもかかわらず，胎児は十分な鉄を受け取ることができるのだ．

▶ 臨床的に問題となる鉄不足と早産児の鉄欠乏

　ヒトは人生のうちに３回鉄不足の危機に直面する．１回目が胎児期後半～乳児期（生後６ヵ月まで），２回目が生後6～24週間の乳幼児期，そして３回目が思春期（10歳代）である．この１つめのハードルは早産児ではより高いものとなる（日本新生児成育医学会，2017）．

第 5 章　ミネラル・微量元素

　早産児の 25〜85% で幼児期に鉄欠乏性貧血をきたすが（Rao ら，2009），VLBWI や ELBWI ではより顕著となる．早産児の貧血は，その発症時期と病因により早期貧血と晩期貧血に大別される．

　早期貧血は，胎外環境の変化，すなわち出生後高濃度酸素に曝露されることで，エリスロポエチンの産生が抑制されてしまうことが原因である．一方，晩期貧血は生後 4〜8 週に出現し，鉄欠乏が主たる原因だが，成長に伴う循環血液量の増大に比して，鉄貯蔵量が絶対的に不足していることも一因である．

▶ 出生後の鉄の吸収

　経口的に摂取された鉄は，十二指腸で吸収される（Andrews，1999）．三価鉄イオンは難溶性のために吸収されにくく，二価鉄イオンは水溶性のために吸収されやすい．また，ヘム鉄やアミノ酸などのキレート鉄は吸収が良いが，リン酸，クエン酸，乳酸などに結合した鉄は吸収されにくい．一方，ビタミン C や糖，胆汁などは鉄の吸収を促進させる．

　鉄の摂取目安量は，0〜5 ヵ月の児では 0.5mg/日とされている．日本人の母乳中の鉄濃度は約 40 μg/dL と低い．一方，市販されている人工乳の鉄含有量は約 800 μg/dL で，母乳と比較して数十倍と高く，低出生体重児用人工乳では，より鉄分が強化されていることが多い．ただし，母乳の鉄吸収率は人工乳に比べて高く，母乳中の鉄の吸収率は人工乳に比して数倍高いとされる．これは，母乳中の鉄が，ラクトフェリンと結合し，ラクトフェリンレセプターを介して効率的に吸収されるためである．

表 5-1　鉄の推奨量（mg/日）

鉄の摂取推奨量を示す．正確に言うと，0〜5 ヵ月の児に関しては推奨量の設定はなく，目安量となっている．

年齢	男児	女児	年齢	男児	女児
0〜5 ヵ月	0.5	0.5	3〜5 歳	5.5	5.5
6〜11 ヵ月	5	4.5	6〜7 歳	6.5	6.5
1〜2 歳	4	4.5	8〜9 歳	8.5	8

2 鉄（iron）

　なお，母乳中の鉄濃度は母体の鉄貯蔵量とは関係はなく一定である（Celada ら，1982）．授乳中の母体が鉄分を摂取することは母体の健康にとって好ましいことは疑いがないが，母乳中の鉄含有量が増えるわけではないため，児の鉄不足解消にはあまり役には立たないと考えるべきである．

　以上を背景に，早産児に対する積極的な鉄補充が推奨されているため，ガイドラインをご参照いただきたい．

文献

1) 谷　博．妊婦の貧血に関する研究．日産婦会誌 1965; 17: 683-692.
2) Bothwell TH, et al. Iron metabolism in the pregnant rabbit; iron transport across the placenta. Am J Physiol 1958; 193: 615-622.
3) Woehler F. Intermediary iron metabolism of the placenta,with special consideration of the transport of therapeutically administered iron through this organ. Curr Ther Res 1964; 6: 464-482.
4) 日本新生児成育医学会．新生児に対する鉄剤投与のガイドライン 2017
   (http://jsnhd.or.jp/pdf/pblcmt/pbl00301.pdf)
5) Rao R, et al. Iron therapy for preterm infants. Clin Perinatol 2009; 36: 27-42.
6) Andrews NC. Disorders of iron metabolism. N Engl J Med 1999; 341: 1986-1995.
7) Celada A, et al. No correlation between ironconcentration in breast milk and maternal iron stores. Helv Paediatr Acta 1982; 37: 11-16.

第5章　ミネラル・微量元素

3 亜鉛（zinc）

　亜鉛は鉄に次いで 2 番目に多い必須金属で，鉄の約 1/2 がヒトの体内に存在する．経口摂取された亜鉛の 10〜40％ が小腸で吸収される．体内に蓄積される亜鉛の主な貯蔵組織は筋肉と骨である．なお，血液中に存在する亜鉛の 80％ が赤血球に，残りが血清中に存在する．

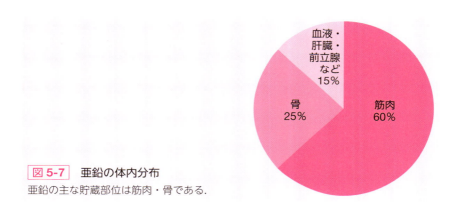

図 5-7　亜鉛の体内分布
亜鉛の主な貯蔵部位は筋肉・骨である．

▶ 亜鉛欠乏

　新生児領域では，亜鉛欠乏は湿疹など皮膚の症状から気づかれることが多いが，表に示すように亜鉛欠乏の症状は多岐にわたる．

　小児科領域では，皮膚症状以外にも成長障害との関連が問題になっており，外科領域では術後の創傷治癒との関連が話題になっている．また，老年医療では味覚障害による食欲低下との関連も注目されている．

表 5-2　亜鉛欠乏症状

主な亜鉛欠乏症状
味覚障害
貧血
成長障害
皮膚炎・脱毛
性腺機能不全
食欲低下・下痢
骨粗鬆症
創傷治癒の遅延
易感染性

3 亜鉛 (zinc)

▶ 亜鉛の働き

このように，亜鉛欠乏が多彩な症状を呈するのは，亜鉛の働きが多岐にわたるからに他ならない．

亜鉛は，生体の重要な種々の酵素の補酵素として働いている．すなわち，DNA，RNA，蛋白の合成，骨の石灰化など成長期にも欠かせない生体機能の多くが亜鉛にかかっているのである．

とりわけ，NICU では，血清アルカリフォスファターゼ（ALP）値が亜鉛に依存していることに注意する必要がある．亜鉛欠乏では血清 ALP が低値をとるが，これは症候性低亜鉛血症に限ったことではない．亜鉛欠乏症の児に亜鉛を投与すると，血清 ALP 値が上昇するとの報告は古くからあるが（Kasarskis ら，1980），皮膚炎など存在しない非症候性の低亜鉛血症の児に亜鉛を投与した場合に血清 ALP 値が急上昇するといった経験を我々もしている．

亜鉛は赤芽球の分化にも重要である．赤芽球の分化には Zinc Finger Protein の1つ GATA-1 が不可欠であり，亜鉛不足では赤芽球の分化・増殖が障害され，貧血を生じる．乳幼児でしばしば見られる鉄欠乏性貧血が小球性貧血となるのとは異なり，亜鉛欠乏性貧血では，正球性貧血を呈することが多い．

表5-3 亜鉛の働き

亜鉛は300種類以上の酵素の補酵素であり，生体の多くの化学反応に関与している．

酵素名など	主な働き
SOD（スーパーオキサイド・ディスムターゼ）	抗酸化作用
ALP（アルカリ・フォスファターゼ）	骨の石灰化
MMP（Matris Metaloprotease）	細胞外基質を分解 （器官形成・発育・創傷治癒）
NFKB 経路などに作用	感染防御
Zn Finger Protein	蛋白合成
DNA ポリメラーゼ，RNA ポリメラーゼ	DNA，RNA の合成

第5章　ミネラル・微量元素

▶ 周産期と亜鉛

　Wastney らは胎児の亜鉛の蓄積の多くは在胎24週以降に生じる（Wastney ら，1996）と報告しているが，児玉らは，胎生期における亜鉛の貯蔵は主に妊娠後期に行われ30週以降に急速に増加する（児玉ら，2016）と記している．これらの報告に共通するのは，胎盤を介する亜鉛の母体から胎児への移行は妊娠後期に生じるという点であり，早産児は亜鉛の蓄積が増える前に出生してしまうことを意味している．

　亜鉛は初乳には比較的多く含まれるが，母乳に含まれる亜鉛の量は出産後日を追うごとに減少してしまう．

表5-4　母乳に含まれる亜鉛の量

出産後週数（週）	1	2	3	4	5～6	7～8	9～12
亜鉛（mg/dL）	0.69 ±0.26	0.57 ±0.13	0.42 ±0.09	0.36 ±0.12	0.23 ±0.08	0.18 ±0.07	0.14 ±0.07

（Itabashi ら，1999）より引用

　このことは早産児は亜鉛欠乏のリスクが極めて高いことを意味している．リスク因子を挙げると以下のようになる．
　（1）早産児は母体からの亜鉛が大量に移行する前に出生するため，亜鉛の蓄積が少ない．
　（2）早産児は急速に成長するが，その間亜鉛の摂取量が少ない．
　　• 早産児は長期にわたって母乳栄養に頼ることが多いが，母乳に含まれる亜鉛量は日に日に減少する．
　　• しばしば使用される母乳強化剤には亜鉛は含まれていない．

　このため，早産児は亜鉛不足に陥りやすく，その結果皮膚炎のみならず，骨代謝・成長の障害など亜鉛欠乏に伴うリスクを背負っていることになる．

3 亜鉛（zinc）

文献

1) Kasarskis EJ, et al. Serum alkaline phosphatase after treatment of zinc deficiency in humans. Am J Clin Nutr 1980; 33: 2609-2612.
2) Wastney ME, et al. Zinc kinetics in preterm infants: a compartmental model based on stable isotope data. Am J Physiol 1996; 271: R1452-1459.
3) 児玉浩子ら．亜鉛欠乏の診療指針．日臨栄会誌 2016 年 38 号 2 巻．
4) Itabashi K, et al. Estimated nutritional intake based on the reference growth curves for extremely low birthweight infants. Pediatr Int 1999; 41: 70-77.

Column ⑲
ナトリウム（Na）投与量

　少し前，食塩を食べた乳児が亡くなったという痛ましい記事を目にした．情報誌によると，乳児の食塩の致死量は 0.5～5.0g/kg だそうだ．NaCl の分子量は 58.5 なので，0.5～5.0g は約 0.01～0.1mol に相当する．すなわち，10～100mEq/kg が NaCl の致死量という計算になる．

　ところで，晩期循環不全などで，低 Na 血症になった場合，我々は 10mEq/kg 近くの NaCl を投与することがある．この量は，一般乳児の致死量にかなり近い量ということになる．
　もちろん，モニタリングしながら投与するので大事に至ることはあるまいが，十分注意すべき量だという認識は持っておく必要がある．

第6章 新生児・早産児に対する栄養法のまとめ（実践編）

　本書で私は「栄養・代謝」について，学問的に考えることにこだわってみた．その理論に基づいて，新生児，主として早産児への栄養法についての私見をまとめる．ここから書くことは決してエビデンスに基づくものではない．しかし，理屈から考えるとこうなる，という私の考えである．異論はあると思うが，ご意見いただければ幸いである．

① 低血糖の管理に関する基本的な考え方

> **Point 1**
> 　生後数日で生じる低血糖の多くは一過性高インスリン血症に基づくものであり，ケトン体の利用は期待できない．

　グルコースは生体にとって最も重要なエネルギー源である．このため，低血糖症の管理は新生児医療の中で最も重要なものの1つである．生後2〜10時間の低血糖の原因として最も重要なのは，肝グリコーゲンの利用が不十分なことであるが，それ以降の時期の低血糖は脂質の利用が悪いこと，とりわけケトン体の産生が不十分であることに起因する（▶図 1-19）．

　すなわち，生後10〜72時間に低血糖症に陥る児（transitional hypoglycemia）の多くはケトン体の産生が悪い児である．このため，「たとえ血糖値は低くても，ケトン体が使えるから，生後早期の赤ちゃんの脳は守られる」と考えるのは楽観的すぎる（▶図 1-24）．

　なお，transitional hypoglycemia は通常，生後72時間頃までには自然に消褪する．このため，低血糖の回避にはグルコースの投与は重要だが，ジアゾキシド投与の適応とはならない．高インスリン性低血糖症に対して，ジアゾキシド投与が著効を奏する症例は少なくないが，動脈管開存・うっ血性心不全など循環器系の合併症に留意する必要がある．遺伝性高インスリン血症を疑うような重症例でない限り，ジアゾキシドの開始は，1〜2週間以上遷延する症例に限るべきだろう（▶p30）．

第6章　新生児・早産児に対する栄養法のまとめ（実践編）

❷ 早産児に対するアミノ酸投与

> **Point 2**
>
> 　早産児に対して経静脈栄養を行う場合，日齢0から1.0〜1.5g/kg/日程度のアミノ酸投与を開始すべきである．ただし，それ以上の大量投与についての長期的な有効性・安全性に関するエビデンスは不足している．

　生後早期の窒素バランスを正に保つために，日齢0から経静脈的に1.0〜1.5g/kg/日程度のアミノ酸投与を開始することは理にかなっている（▶p69）．ただし，それ以上の大量のアミノ酸の投与が発達予後を改善するという明らかなエビデンスはなく（▶図2-15），将来の疾患リスクを上昇させるとの懸念もある（▶p72）．そのため，それ以上アミノ酸投与量を増やすことが有効か否かについては，十分な検討が必要である．

　アミノ酸は蛋白合成に必須だが，エネルギー源としての有用性は乏しく（▶図2-13），異化に回されるほど過剰なアミノ酸を投与することに利点はない．BUNそのものに毒性はないが，アミノ酸投与によってBUNが高値となる場合，アミノ酸が同化に回らず異化されていることを意味しており（▶図2-14），アミノ酸の減量を考慮すべきであろう．

　なお，アミノ酸投与中，高アンモニア血症を呈する場合，児が処理できるアンモニア量を超えたアミノ酸が付加されていることを意味するため，直ちにアミノ酸投与を減量あるいは中止すべきである．

❸ 早産児に対する脂質投与

> **Point 3**
>
> 　早産児に対しての脂質投与を考える時，必須脂肪酸投与の必要性は疑いがない．ただし，栄養源としての脂質の投与には慎重になるべきである．

　必須脂肪酸は細胞膜の形成に不可欠な成分であり（▶p89），少なくとも生後5日以内に，経静脈的に程度の脂質投与を開始することが望まれる．ただし，早産児はリポ蛋白リパーゼ（LPL）の活性が低く，リポ蛋白・脂肪

150

乳剤をうまく利用できない可能性が高いため，少なくとも生後早期は栄養源としての脂質投与には慎重になるべきだろう（▶p90）．このような観点からは，出生後早期は 1.0〜1.5g/kg/日程度の脂質投与が妥当かもしれない．

　脂肪乳剤のサイズはほぼカイロミクロンと同様であり，利用できない脂肪滴が網内系などに蓄積すると，呼吸不全・免疫能の低下等を招く危険性がある．このため，血中脂質濃度に留意し，高脂血症を呈する場合は，脂質投与の減量・中止を考慮すべきであろう．

❹ ビタミン

> **Point 4**
>
> 　ビタミンは生体内の化学反応・代謝に極めて重要であり，早期からの補充が必要である．

　ビタミン D・K の重要性は広く認知されているが，他のビタミンに対する関心は決して高いとは言えない．生体の種々の化学反応に欠かせないという観点からみると，ビタミン B 群も極めて重要である（▶図 4-3）．このため，中心静脈栄養を必要とするような児に対しては，生後早期から各種ビタミンの補充を開始すべきである（▶図 1-34）．

　なお，ビタミン D は早産児特有の問題点である骨減少症の予防に重要であるが，活性型ビタミン D ではなく，非活性型ビタミン D を投与すべきである．活性型ビタミン D の半減期は極めて短く，栄養の問題である骨減少に対して用いるべき薬剤ではない（▶p124）．活性型ビタミン D を早産児骨減少症の治療に使用しているのは日本だけであり，極めて特殊な使用法だという認識を持つ必要がある．

第6章　新生児・早産児に対する栄養法のまとめ（実践編）

❺ 電解質・微量元素

> **Point 5-1**
>
> 　Pは骨形成に必要なだけではなく，生体のエネルギー産生の鍵となる物質
> である．よって，P投与の重要性を再認識すべきである．

　生後早期，血清CaのみならずP値に注意を払うことが重要である．とり
わけ，Refeeding syndromeが懸念されるSGA児に高カロリー輸液を開始
する際には，血清Pのチェックは必須であり（▶図1-34），低P血症に陥
らない管理が重要である．Ca投与・高カロリー輸液はともに血清Pの低下
を促す行為である．このため，日齢0からCaやカロリーを投与するのであ
れば，同時にP値にも注意を払い，その補充を考慮すべきである（▶p135）．

> **Point 5-2**
>
> 　鉄・亜鉛の補充も忘れてはならない．

　鉄・亜鉛も，生体の種々の化学反応に欠かせないが，早産児は鉄
（▶p142）・亜鉛欠乏（▶p146）のリスクが極めて高い．これら微量元素に
関しては，欠乏症状がないからと言って，生体内で繰り広げられる酵素反応
に支障がないとは言い切れず，これらが成長障害の一因となっている可能性
は否定できない．このため，重度の欠乏症に陥らないよう，定期的なチェッ
ク・補充を怠るべきではない．

索引

欧文，その他

1,25(OH)₂D ······················ 119, 134
25(OH)D ······························ 119

A

Aggressive Nutrition ················ 69

C

C/N 比 ································· 66
Ca ···································· 130
CNP ·································· 138
CoA ·································· 106
C ナトリウム利尿ペプチド ········· 138

D

DHA ·································· 92
DOHaD ································ 72

E

EPA ··································· 92

F

FFA（free fatty acid）··············· 77
FGF23 ······························· 134
FH（familial hypercholesterolemia）
  ····································· 95
Fisher 比 ····························· 55

G

GDH ·································· 35
GH ····································· 9
Gla 蛋白質 ··························· 127
GLUT4 ································ 13
glutamate dehydrogenase ········· 35

H

HDL ··································· 84
HMG-CoA 還元酵素 ··················· 97

I

IDL ··································· 83
iron ·································· 141

K

K_{ATP} チャネル ······················ 33
K_{ATP} チャネル異常 ··················· 34

L

L/P 比 ································ 43
LDL ··································· 83
LPL ··································· 85

M

Mg ··································· 139

索 引

N

nitrogen balance ························· 54
non-protein calorie（NPC）··········· 65
NPC/N 比 ································· 65

P

P ·· 133
PCSK9（Proprotein Convertase
　Subtilisin/Kexin type 9）············ 96
PLP ······································· 107
PNAC ······································ 91
POCT ······································ 36
PTH·· 134

R

RDS ·· 14
Refeeding syndrome··················· 45

S

SMBG ······································ 36

T

THAN （transient hyperammonemia
　of the newborn） ····················· 58
transitional hypoglycemia····· 29, 148

U

UVA·· 121
UVB·· 121

V

vitamin K deficiency bleeding in
　infancy ································ 127
VLDL ······································ 83
von Gierke 病····························· 40

W

Wernicke 脳症··························· 103

Z

zinc ······································· 144

和　文

あ

亜鉛 ··· 144
アスコルビン酸 ························· 116
アセチル CoA··························· 80
アポ B-100 ······························ 96
アミノ基転移反応······················· 51
アミノ酸プール ························· 50

アミノ酸分析······························ 60
アルギニン ······························· 60
α1,4 結合······························· 5, 38
α1,6 結合······························· 5, 38

い

移行期低血糖····························· 29
Ⅰ型糖原病································· 40

154

インスリン ……………………………… 8
インスリン拮抗ホルモン …………… 9
インスリン抵抗性 …………………… 12
インスリン分泌機構 ………………… 32

え

エルゴカルシフェロール ………… 118

お

オクトレオチド ……………………… 28
桶の理論 ……………………………… 50
ω3 ……………………………………… 90
ω3 脂肪酸 …………………………… 86
ω6 ……………………………………… 90
ω6 脂肪酸 …………………………… 86

か

解糖系 ………………………………… 18
カイロミクロン ……………………… 83
家族性高コレステロール血症 …… 95
脚気 …………………………………… 103
カテコラミン ………………………… 10
果糖 …………………………………… 3
ガラクトース ………………………… 40
カルシウム …………………………… 130
カルニチン ……………………… 63, 93
カロリー / 窒素比 …………………… 66

く

グリコーゲン …………………… 4, 38
グリセリン …………………………… 75
グルカゴン ……………………… 9, 27
グルコース・アラニン回路 ………… 5
グルコース-6-フォスファターゼ
 ……………………………………… 40
グルコース-6-リン酸 ……………… 39
グルコーストランスポーター ……… 13
グルココルチコイド ………………… 28

グルタミン …………………………… 56
グルタミン酸 ………………………… 64

け

血糖値の維持機構 …………………… 22
ケトン体 …………………… 23, 29, 80
嫌気性代謝 …………………………… 18

こ

高アンモニア血症 ……………… 35, 56
高アンモニア脳症 …………………… 56
高ガラクトース血症 ………………… 40
高脂血症 ……………………………… 88
甲状腺ホルモン ……………………… 97
高乳酸血症 …………………………… 41
呼吸窮迫症候群 ……………………… 14
コラーゲン …………………………… 116
コルチゾール ………………………… 10
コレカルシフェロール …………… 118
コレステロール ……………………… 81

さ

酸化的脱アミノ反応 ………………… 53
酸素解離曲線 ………………………… 19

し

ジアゾキシド ……………… 27, 30
ジアゾキシド投与法 (京大案) …… 30
紫外線 ………………………………… 121
脂質 …………………………………… 74
脂質酸 ………………………………… 75
脂質代謝異常症 ……………………… 93
持続性ソマトスタチン・アナログ
 ……………………………………… 28
脂肪酸 β 酸化 ……………………… 78
脂肪乳剤 ……………………………… 90
症候性低血糖 ………………………… 25
静脈栄養に伴う胆汁うっ滞 ……… 91

155

索　引

神経管閉鎖不全 ························· 112
新生児一過性高アンモニア血症 ····· 58
新生児ビタミン K 欠乏性出血症
　··· 127
新生児マススクリーニング··········· 62

せ

成長ホルモン ······························· 9
セルロース ································· 5
先天性高インスリン血症 ············· 32
先天性高インスリン血症診療ガイドラ
　イン··· 33

そ

早産児骨減少症 ················· 123, 137
早発性低 Ca 血症 ····················· 131

た

炭水化物 ·································· 2
単糖 ····································· 2
蛋白質··································· 48

ち

チアミン ································· 103
窒素バランス······························· 54
中鎖脂肪酸································· 76
中性脂肪 ································· 75
長鎖脂肪酸································· 76

て

低 K 血症································· 46
低 P 血症··························· 45, 133
低血糖症状································· 25
低血糖脳症································· 26
低血糖のハイリスク児 ················· 24
低炭水化物ダイエット ················· 65
低フォスターゼ症················· 108

鉄 ···································· 141

と

糖原病································· 38
糖新生································· 6, 22
糖尿病母体児································· 14
トコフェロール ························ 126

な

ナイアシン······························· 105

に

乳酸···························· 17, 41
乳酸／ピルビン酸（L/P）比········· 43
尿素回路································· 53
尿素回路異常症························· 58
妊娠糖尿病································· 12

は

パントテン酸························· 106

ひ

ビオチン ································· 109
非症候性低血糖 ························· 25
ビタミン A ································· 99
ビタミン B ································· 102
ビタミン B$_1$ ································· 103
ビタミン B$_1$ 欠乏 ················· 46
ビタミン B$_2$ ································· 104
ビタミン B$_3$ ································· 105
ビタミン B$_5$ ································· 106
ビタミン B$_6$ ································· 107
ビタミン B$_7$ ································· 109
ビタミン B$_9$ ································· 110
ビタミン B$_{12}$ ································· 113
ビタミン C ································· 116
ビタミン D ································· 118

156

ビタミン D$_2$ ……………………… 118
ビタミン D$_3$ ……………………… 118
ビタミン E ……………………… 125
ビタミン K ……………………… 127
非蛋白カロリー / 窒素比 …………… 65
必須アミノ酸 ……………………… 49
ピリドキナールリン酸 …………… 107
ピルビン酸の代謝 ………………… 44

ふ

フィッシャー比 …………………… 55
フェニル酪酸ナトリウム …………… 60
フラビン酵素 ……………………… 104
フルクトース ……………………… 3
プレアミン P ……………………… 55

へ

β 1,4 結合 ……………………… 5
β カロテン ……………………… 100
β 酸化 ………………………… 23
ペラグラ …………………………… 105

ほ

母乳 ………………………………… 91

ま

マグネシウム ……………………… 139

め

メタボリックシンドローム ………… 72
メチオニン合成 …………………… 113
メチルマロン酸血症 ……………… 113

や

夜盲症 ……………………………… 100

ゆ

遊離脂肪酸 ………………………… 77

よ

葉酸 ………………………………… 110

り

リフィーディング症候群 …………… 45
リポ蛋白 …………………………… 82
リポ蛋白リパーゼ ………………… 85
リボフラビン ……………………… 104
リン ………………………………… 133
リン脂質 …………………………… 89

れ

レチノイド ………………………… 99

周産期・新生児　栄養代謝の基礎知識を使いこなそう！

2019 年 4 月 15 日　　第 1 版第 1 刷 ©

著　者	河井昌彦　KAWAI, Masahiko
発行者	宇山閑文
発行所	株式会社金芳堂
	〒 606-8425 京都市左京区鹿ヶ谷西寺ノ前町 34 番地
	振替　01030-1-15605
	電話　075-751-1111（代）
	http://www.kinpodo-pub.co.jp/
組　版	上島　美紀
印　刷	亜細亜印刷株式会社
製　本	有限会社清水製本所

落丁・乱丁本は直接小社へお送りください．お取替え致します．

Printed in Japan
ISBN978-4-7653-1781-8

JCOPY ＜（社）出版者著作権管理機構　委託出版物＞

本書の無断複写は著作権法上での例外を除き禁じられています．複写される場合は，そのつど事前に，（社）出版者著作権管理機構（電話 03-5244-5088，FAX 03-5244-5089，e-mail：info@jcopy.or.jp）の許諾を得てください．

●本書のコピー，スキャン，デジタル化等の無断複製は著作権法上での例外を除き禁じられています．本書を代行業者等の第三者に依頼してスキャンやデジタル化することは，たとえ個人や家庭内の利用でも著作権法違反です．